心の不調の9割は食事で治る

溝口 徹 著
Mizoguchi Toru

Forest 2545 Shinsyo

はじめに

２０２０年の新型コロナウィルス感染の流行を受け、多くの人が自粛、リモートワークによる自宅仕事に切り替わるなどを経験した。収束の気配は見られず、断続的に続く非常事態宣言や、コロナウィルスに関するニュースに日々触れ続けている。

こういった大きな環境の変化は、身体的な問題以上に、心の問題が引き起されると予測している。

日に当たる時間の減少や、行動が制限されることによるストレス、生活リズムや食生活の変化など生まれているからだ。

本原稿を執筆している２０２１年冬の段階で、心の不調を抱えた患者が医療機関に殺到しているということはないだろう。私のクリニックでも同様である。

ただそれがイコール、「そういった問題を抱えた人はいない」ということにはならない。なぜなら、ここでいう心の問題は、「病院へ行くには至らない」というだけであって、問題がないわけではないからだ。

特定の病気ではないが、心身に不調の自覚症状がある状態。
これを「不定愁訴《ふていしゅうそ》」という。主な症状は次のようなものだ。

■気分が落ち込みやすくなる
■不安や緊張がしやすくなる
■なぜか食欲がない
■よく眠れない
■だるさを感じる
■イライラしたり、動悸がする
■やる気が出ない

第1章で詳しく説明をするが、不定愁訴とは、様々な自覚症状はあるが病院で検査しても何も異常が見つからないというものを指す。そしてこの不定愁訴は9割自律神経が乱れている状態であり、それらが酷くなると自律神経失調症と考えられる。

本書では、この自律神経の乱れのことを「心の不調」と呼ぶことにする。

自律神経を整えることで「心の不調」を改善させる

そもそも、自律神経とは、自分の意思でコントロールできない体機能をつかさどる神経であり、興奮系の交感神経と鎮静系の副交感神経で成り立っている。この2つがバランスよく働いていれば、心も体も健康的な状態が維持される。

しかし、この自律神経のバランスが崩れていると、先に挙げたような「心の不調」が自覚症状として現れる。これを放置しておくと、ますますひどくなり、「自律神経失調症」として、吐き気やめまい、立ちくらみ、うつ症状になる可能性が高くなる。

もちろん、ほとんどの人は、自分が自律神経失調症であるという自覚はないだろう。

この「心の不調」は病院にいっても、原因も異常も見られないことがほとんどだ。

心や精神をコントロールしたいなら、自律神経を整えるのが一番てっとり早い。というよりも、自律神経を整えることが、心や精神をコントロールするための必要条件なのだ。

なぜなら、自律神経はお伝えしたとおり、「自分の意思でコントロールできない体機能をつかさどる神経」だからだ。

つまり、自律神経の乱れによる心や精神の乱れは、自律神経を整えることでしか、本質的な解消をすることはできない。

自律神経が整えば、不安なときでも動悸やしびれなどの身体症状をともなわなくなり、自分をコントロールできない状態というのはほとんど解消されるのだ。

ではどのようにすれば自律神経を整えられるのだろうか。

心の不調の9割は食事で治る

自律神経のバランスを安定させる方法は様々ある。実際、自律神経を整えるための方法としてよく紹介されるのは、休息をとる、お風呂に入る、睡眠をとる、リラックスする音楽を聴くなどだ。多くの場合、興奮系の交感神経が優位になっているため、抑制系の副交感神経を優位にしようと主張される。

しかし、このやり方では根本的な解決にならない。

なぜなら、あくまでこれらは対処療法的な効果しか得られないからだ。

「イライラしたらお茶を飲んでリラックスしましょう」と言っているのと変わらない。本質的に改善されることがないのは明らかだろう。

求めているのは対処療法ではなく、簡単かつ完全に改善する方法のはず。

そのための方法は「食事」を改善することにある。

自律神経と食事の関係というのは、意外と指摘されてこなかった。

第1章で詳しく紹介するが、私はオーソモレキュラー（orthomolecular medicine）という栄養療法の専門家として、数多くの自律神経失調症やうつ病などの心の不調を抱える人の治療を行ってきた。だからこそ断言できる。


「心の不調の9割は、食事改善で治る」


と。その食事とは「血糖」と「腸」を整えることがポイントになっている。もちろんそれ以外の食事法や、摂るべき栄養素についてお伝えしていく。

本書でご紹介する食事と習慣で、自律神経は整い、心の不調も改善していくはずだ。具体的には、次のようなものが期待できる。

■心が落ち着いた状態を保ち、ストレスが軽減される
■イライラしたり、怒ったりすることが減る
■不安や緊張を感じることが減る
■気分の落ち込みや、やる気の低下が改善する
■よく眠れるようになる
■だるさが解消され、肥満も解消される
■免疫力が高まる

実際これまで多くの患者さんが本書で紹介する食事を実践したところ、自律神経の改善だけにとどまらず、肥満やうつ、不要な薬から抜け出せている。

結局、人は食べているものでできている。

それが現れるのは体型や体の健康だけでなく、心にも現れる。どのような食事、栄養素を摂ることで、体や心がどう変化するのかを科学的に検証したのが、栄養療法である。

なお本書は、拙著『この食事で自律神経は整う』（フォレスト出版）に追記修正をし、

新書化したものである。

２０２０年頃からの流行した新型コロナウィルスに対して、自分自身をウィルスから守る食事と習慣も序章として書き加えている。

これからご紹介する食事と習慣で、あなたの自律神経が整い、心の不調が改善し、健康な日常生活を取り戻せるようになる一助になれば、著者としてこれほど嬉しいことはない。

みぞぐちクリニック院長　溝口徹

心の不調の9割は食事で治る　目次

はじめに　3

序章　新型コロナウィルスに負けない食事

ウィルスに負けない体をつくるには？　16

第1章　心の不調を整える「自律神経」の秘密

心の健康の鍵は「自律神経」　24

自律神経はなぜ乱れてしまうのか？　30

自律神経失調症とは何か？　34
自律神経を整える「神経伝達物質」　39
オーソモレキュラー療法とは何か？　45

第2章　血糖値を安定させると不調は治る

糖質の秘密　54
血糖値を安定させる食事の摂り方　62
人間の脳はケトン体で十分に働く　72
食べる量と順番を変えるだけで、血糖値は安定する　80
捨てるべき食事の考え方　86
グルテンフリーも自律神経が整う食事法のひとつ　94

第3章 腸を整えると不調は治る

腸に問題があると、自律神経は乱れる 100
自律神経は腸が鍵になる 105
リーキーガット症候群 108
リーキーガットの見分け方 113
腸内環境を整えるために注意すべきこと 119
腸が生み出す使えるホルモン 125
腸内フローラ 133
油を変えると、腸のトラブルが減る 141

第4章 正しい栄養素を摂ると不調は治る

ビタミンB群 148

ビタミンC 153
ビタミンD 156
鉄 163
脂質 179
カルシウム、マグネシウム、亜鉛 190

第5章 自律神経を整える10の習慣

「心の不調を改善する食事」の4つのポイント 194
飲料ほど気をつける 201
食べる回数は何回でもかまわない 204
食事は1日全体のバランスを考える 206
居酒屋やコンビニをうまく活用する 208

糖質制限はまず半分を目指す　210
サプリは含有量よりも品質で選ぶ　212
散歩や軽い運動で筋肉量を増やす　215
就寝前には副交感神経を優位にする　217
急激な刺激で交感神経の緊張をとる　218

おわりに　220

序章

新型コロナウィルスに負けない食事

ウィルスに負けない体をつくるには？

この前文は2回目の緊急事態宣言下で書いている。リモートワークが浸透し朝夕の電車では以前の混雑とは比較もできない状況が続いている。ワクチン接種が始まっているが、不自由な生活が当面は続くことが予想される。

感染を防ぐために、当然のことながら手洗い、マスクなどの励行が大切であり、誰もが示された方針にしたがって予防に努めているはずだ。

しかし先にも述べた通り、閉塞的な状況の長期化、テレビなどのメディア報道を見聞きし続けて生まれる感染に対する恐怖、自由な行動が許されないストレスなど、こういった環境の変化によるストレスは心身に重大な影響を及ぼすということは想像に難しくないはずだ。また、働き方の変化などで従来の生活リズムが崩れることは、自律神経が乱れる大きな原因となるだろう。

そして、自律神経の乱れは免疫力の低下と表裏一体である。新型コロナウィルスの脅威から身を守るには、自律神経を正常に保たなければならない。

そこで重要となるのが、毎日の食事である。

そもそも、人間の免疫は粘膜の働きによる防御機構が非常に発達しており、涙、鼻水、便などで異物を排出する仕組みが整っている。ウィルス感染を防ぐ上でも、粘膜の免疫力を強化することが重要である。

粘膜によってウィルスや細菌を排除する仕組みはいろいろあるが、特にIgA抗体と言われる免疫抗体がその作用を担っている。ところが、ストレスを受けたり、緊張状態が続いて交感神経が過剰に優位になると（＝自律神経が乱れ）、たちまちIgA抗体が出なくなり、粘膜面に免疫抗体を作れなくなる。

ストレスや疲労により、風邪などの感染症にかかりやすくなるのはそのためだ。

したがって、粘膜の強化が非常に重要であり、やはり食事に気をつけることがその基本となる。

免疫を強くするビタミンDを摂りなさい

私がまずおすすめするのはビタミンDをしっかり摂ることだ。

第4章でビタミンDについては詳しく述べている。

まず、2020年春よりも冬になってからのほうが新型コロナウィルスの流行が拡大しているのは、このビタミンD不足も要因のひとつと考えられる。

ビタミンDは粘膜強化との関わりが強く、上咽頭部分に付着したウィルスや細菌を殺すタンパク質を生成する効果があることが確認されている。

そもそも、ビタミンDは日光に当たることで生成されるのだが、冬季は日照時間が短く、屋内ですごす時間も多くなる。すると、日光によって産生されるビタミンDの血中濃度は当然下がり、冬季うつや風邪、インフルエンザなどの原因になる。コロナ禍も冬季に厳しさを増す予測がなされていたが、その原因のひとつとしてビタミンDの不足が挙げられていた。

実際、新型コロナウィルスで重症化する人としない人の差に、ビタミンDの血中濃度が関係していたとの報告がすでになされている。また、PCR検査で陰性反応を示す人は、やはりビタミンDの血中濃度が高いとの報告もある。

だからこそ、ビタミンDの濃度を保つことは非常に重要になってくる。

ビタミンDを増やす一番簡単な方法は、午前中に外に出て日光に当たること、そして同時に食事による積極的な摂取が求められる。

ビタミンDは魚の内臓に含まれており、内蔵ごと食べることで一緒に摂ることができる。加えて魚の内臓に含まれる脂には、免疫力を強化する様々な栄養素も含まれている。

一番簡単に取れるのはシラスだ。卵焼きや納豆に入れてもいいし、おひたしにかけてもいい。あるいは、コンビニにある子持ちししゃもなどでも効果がある。

私の患者さんの中にもＰＣＲ検査で陽性になった人が数名いるが、高齢の人でも症状は微熱程度ですんでいる。おそらく、食事に気をつけて十分な栄養素を摂取しているからだろう。

腸と副腎を整えよう

さらに、栄養素をきちんと吸収するには、腸の働きを正常に保つことも重要になってくる。腸については、第3章で詳しく述べている。

とくに自宅に長くいて飲酒量が増えたりすると、腸内環境の悪化を招く恐れがある。腸は「第2の脳」とも言われ、自律神経に大きな影響を及ぼしている。ひいては免疫力の低下につながる恐れがあるため十分なケアが必要だ。

免疫力を保つには、自律神経に配慮した生活も大切である。

自律神経を整える上では、副腎《ふくじん》という臓器の働きが重要になる。副腎は体内環境を一定に保つ役割を担っているが、一日のうち活動が活発な時間帯と、活動を抑えて休む時間帯が明確に分かれている。

副腎が一番活性化しているのが午前中の早い時間帯であり、お昼の12時をすぎると急激に活性が落ちて、午後4時頃にはほぼ最低レベルになる。

したがって、午後4時をすぎたらストレスを感じるようなことをしないほうが体にはいい。人間はもともとそういう生き物であり、太陽が昇ったら活動を始め、夕方には活動を停止するというリズムが体に仕組まれているのである。

そういう意味からも、朝に仕事を始め、夕方には終えるという生活は理にかなっている。

ところが、テレワークになると、ダラダラと仕事をし続けたり、夜更かしをしたりが習慣になるかも知れない。そういう生活が自律神経を乱す原因になる。

また夜遅くまでスマートフォンやパソコンを見るというのも控えるべき習慣だ。

自宅作業が増え、スマートフォンをながめる機会も増える。夜中にブルーライトのような強い光が目に入ってくるとやはり体のリズムが乱れるほか、ゲームやSNSなどに長時間集中しているとオン・オフがつかない状態にもなる。ネガティブなニュースばかり目に入ってくるのも、心の健康にはよくない。

これらの点を考慮し、自宅にこもる生活を強いられても、生活の基本的リズムをしっかり守る必要がある。従来通りの起床時間を守り、午前中は外に出て運動をする。それが自律神経を整える基本である。

ウィルスに負けないための習慣

なお、運動は糖質の過剰な摂取を防ぐ意味でも重要である。

特に都会人の場合、食事で摂った糖質を通勤時の運動で減らしていたのに、テレワークになって運動量が減ると糖質はそのまま脂肪になる。自宅にいると、間食や飲酒などによる糖質の摂取も増えるはずだ。

それが「コロナ太り」を生む原因のひとつとなる。しかも糖質の摂取がストレスの解消につながるかというとまったく逆で、血糖の乱高下は新たなストレスにつながる。

筋トレやウォーキングなど、一日に数十分程度でかまわないので、一日の決まったスケジュールに入れてみよう。

特にウォーキングについては、先にも述べたビタミンＤの血中濃度を上げる効果も期待できる。特に午前中の陽の角度で日光に当たると良い。これによりビタミンＤの血中濃度を上げるだけでなく、睡眠のリズムを作るメラトニンというホルモンを分泌させることにつながる。

本書ではここまでに述べたような栄養素の働きや、生活上気をつけるべき内容を数多く紹介した。ぜひ参考にしながら、この難局を乗り切っていただきたい。

第1章

心の不調を整える「自律神経」の秘密

心の健康の鍵は「自律神経」

生命維持を自動制御する自律神経

心の不調を治す食事を紹介する前に、大前提となる話をしておこう。

それは、

「自律神経とは何か」

ということだ。

人体には大きく2つの神経がある。

それが「随意《ずいい》神経」と「不随意《ふずいい》神経」だ。

随意神経とは、文字通り自分の意思でコントロールできる神経のこと。たとえば、転びそうなときに足を前に踏み出すといった筋肉の働きをつかさどっている。瞬間的な反射であっても、大脳が随意神経をコントロールして対応する。この随意神経には、運動神経と感覚神経がある。

一方、不随意神経は、自分の意思でコントロールできない神経のことで、内臓の働きをつかさどっている。

たとえば、道路を渡ろうとしたら、反対車線から猛スピードの自動車がきた。私たちは随意神経でそれをよけるが、恐怖を経験したことで、心臓がドキドキしたり、喉《のど》が渇いたり、手から汗が出たりといった反応が現れる。

このような反応を引き起こすのが不随意神経であり、自律神経だ。基本的には生存や生命維持に関わる反応を、自動的にコントロールしている。

この自律神経にも2種類あり、交感神経、副交感神経に分けられる。

わかりやすく言えば、次のように覚えてもらえればいいだろう。

- 興奮して活動的になるのが「交感神経」
- 体を休息させるのが「副交感神経」

交感神経は、興奮・緊張・ストレスなど人体を活発化させる。やる気や集中力を出して戦うときに優位になる神経だ。個体としての生存が脅かされる状況では、交感神経が活発になり、不安、焦り、動悸などの多様な反応が出る。急激に強い光を見たときに瞳孔が閉じる、おいしそうな食べ物を見て唾が出る、血圧が下がってくると血管を収縮させ血圧を上げようとする、酸素が必要なときは呼吸が速まる、などもすべて同様である。

一方、**副交感神経は、休息・リラックス・快復など人体を落ち着かせる。**体を休息させ、回復させる神経である。夜寝る前のリラックスしたときや寝ているときなどの休憩中、ゆったりとした呼吸をしているときなどは、副交感神経が優位になっている。

大切なのは、この交感神経と副交感神経のバランスが取れていることだ。この状態を「自律神経が整う」という。

私たちはたいてい日中活動的になるため、交感神経が優位になっている時間が長い。この状態がずっと続いていると、体の疲れやダメージが抜けない状態になってしまう。そこで、人体は副交感神経を優位にすることで、体を回復させる方向に向かおうとするのだ。

この2つの自律神経がバランスよく働いていることで、健康な心と体の状態を保つことができている。

自律神経とは？

自分の意思でコントロールできない神経。交感神経と副交感神経によって、生存や生命維持に関わる反応を自動的にコントロールしている

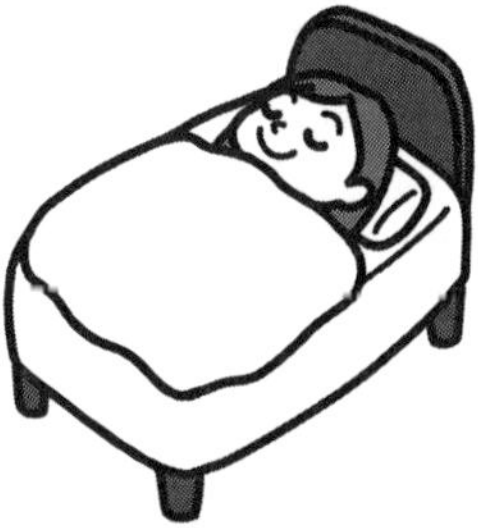

交感神経

・仕事や運動など活動している
・興奮している
・ストレスを受けている
……などのときに優位になる

副交感神経

・睡眠など休んでいる
・リラックスしている
……などのときに優位になる

交感神経と副交感神経の
バランスが取れている状態
＝
自律神経が整っている

自律神経は脳を介さず働く

交感神経と副交感神経の切り替えは、基本は自動的に自律神経が脳を介さず行っている。

たとえば、タンパク質が必要なときには消化管が勝手に調節し、タンパク質をより吸収するようになるのだが、それは脳が指令を出すわけではなく、消化管の自律神経が行っている。

あるいは、もう十分に栄養分を摂ったので、体に入れないようにしようという判断も、脳ではなく腸の自律神経が判断して吸収力を落としている。

緊張すると下痢をする人、便秘になる人がいる。一見すると両極端なように思えるが、ストレスが腸の自律神経に影響を与えて下痢・便秘になる仕組みは同じである。

本来、ストレスは脳の大脳皮質で感じて視床下部に影響を与え、体のあちこちに不具合を起こすが、一度特定の部位にストレスの経路ができると、大脳と関係なくその部分の自律神経が反応を起こす。

腸の蠕動《ぜんどう》運動は自律神経によるものなので、ストレスの影響を受けると、すぐに下痢・便秘になるのである。

近年、過敏性腸症候群（ＩＢＳ）になる患者さんが多いが、この疾患はまさしく自律神経の過剰な反応によって起きている。

このように消化のレベルでは、非常に高度な判断を自律神経がコントロールしており、そのために食べ物との関係を密接なものにしている。

また、免疫も自律神経の働きのひとつである。体に有害な物質は排除して、無害な物質だけを入れようとする。もし有害な物質が入ってきたら、それに対する防御反応をする。このような免疫の働きは、イコール自律神経の働きである。そのため、自律神経失調症になると、免疫のトラブルも出やすくなる。

自律神経はなぜ乱れてしまうのか？

■意外と言われていない食事の乱れ

では自律神経は、なぜ乱れてしまうのか？

先に述べたとおり、一般的にストレスを受けることで自律神経は乱れると言われている。

代表的なものは、

- ■長時間労働、残業などによる過度なストレス
- ■生活リズムの乱れ
- ■環境の変化
- ■ホルモンの乱れ（女性ホルモン）

などのストレスである。中でも大きいのは日中の仕事や人間関係のストレスだ。

仕事のプレッシャーや人間関係は、人間に想像以上のダメージを与える。日本人は責任感が強く、不景気の影響もあり、ますます効率化や高い生産性が求められている。つまり過大なプレッシャーがストレス要因になっている。

そこで大事になってくるのが休息だ。仕事とプライベートを切り分けて、夜にしっかりと休息と睡眠がとれればいい。だが、実態はＰＣやスマートフォンの普及でいつでも仕事のメールを受け取れ、どこでも仕事ができる環境が整った。仕事とプライベートの境目がなくなっている人も多く見られる。便利になったことで、ますます過労とストレスがたまりやすくなっている。

これらは一般的に正しい理解ではあるが、じつはもうひとつつけ加えておきたいことがある。

それが、**「食事の乱れ」**である。

これから詳しく書いていくが、食生活に偏りや問題があると、自律神経のバランスを崩しやすくなり、心の不調や病を抱えやすくなることがわかっている。

実際、私のクリニックに訪れる自律神経のバランスを崩している人は、じつはこちら（食事）のほうが問題になっていることも少なくない。当然、自律神経失調症（詳しくは次項で解説する）にもなりやすくなる。

この自律神経が乱れる原因は簡単にまとめると、次の3つに集約できる。

- 糖質中心の食事
- 腸内環境が乱れる食事
- 栄養素が不足する食事

この3つがそろうと、人の自律神経は不安定になり、心の不調が生まれやすくなるのだ。

次章からひとつずつ、自律神経を整え、心の不調を改善する食事について解説していく。

裏を返せば、自律神経のバランスが崩れている人は食事を改善することで、自律神経も整い、心の不調の多くが解決するのだ。

自律神経が乱れてしまうと、病院に行っても原因がわからないにもかかわらず、イライラや不安感・恐怖感・倦怠感などの症状が出てしまうため、仕方なく抗うつ剤や抗不安剤などが処方される。

「症状は軽くなったけれども、毎食後に10錠ほど薬を飲んでいる」では意味がない。薬を使うことなく自律神経が保てていなければ、自律神経が整っているとは言い難い。

私のクリニックでは、栄養療法（オーソモレキュラー療法）によって、薬を使わずうつ病や自律神経失調症など心の不調に対する治療を行っている。食事を改善し、サプリメントを用いて、必要な栄養素をとるだけで、劇的に症状がよくなっている。

では次に、自律神経失調症について、もう少し詳しく見ていこう。

自律神経失調症とは何か？

自律神経失調症は病気ではない

どういった食事に問題があり、どういった食事がいいのかをお伝えしていく前に、自律神経が乱れるとはどういった状態なのかを解説していこう。

自律神経のバランスが乱れた状態が続いてくると、「自律神経失調症」などと診断される。一般的に言われる自律神経失調症は次のような症状である。

- 急な動悸が起こる
- めまいや立ちくらみが起こる
- 吐き気や頭痛がする
- やる気が出ない
- 集中力が散漫になる

- 何もないときでも不安感や恐怖感を感じる
- 情緒不安定
- 被害妄想
- うつ症状

など、肉体的な症状もあれば、精神的な症状まで幅広くある。

そもそも、自律神経失調症とは病ではない。「症」と名のつくとおり、病ではなく、あくまで症状のひとつとして考えられている。

ＩＣＤ－10という国際的な疾患分類においても、特定の病気とは言えないものとされ、正式な英語名も存在しない。

日本心身医学会の暫定的な定義においては次のようになっている。

「種々の自律神経系の不定愁訴を有し、しかも臨床検査では器質的病変が認められず、かつ顕著な精神障害ではないもの」

これは抽象的な解釈のように聞こえるが、自律神経の役割を理解し、それがうまく機能していない状態を表した名前として非常に的を射ている。

ここで書かれている「不定愁訴」とは、頭痛、だるい、動悸、イライラ、疲れが取れないなど自覚症状は様々だが、病院で検査をしても何も異常が見つからない状態を指す。その場合につけられる診断名のひとつが、自律神経失調症なのである。

ただし、あくまで診断名（症状を表す名前）であって病名ではない。したがって、自律神経失調症は日本だけで通用する言い方である。

自律神経失調症をやっかいにしている問題は、どこの病院を受診しても、検査上では問題がないと言われてしまうことだ。

そのため、自分で何とかしようとして、自己流の治療に走り、市販薬などの不適切な使用をする人が少なくない。

医師も扱いに慣れていないと、すぐに心療内科や精神科などの受診を勧める。その結果、抗うつ剤や抗不安剤などが安易かつ不適切に処方されることも少なくない。

また、自律神経失調症は周囲からの理解が得にくいため、患者さんがより大きなストレスを抱えやすいことも大きな問題である。

交感神経の優位が多様な症状をもたらす

自律神経失調症と診断される方のほとんどが、交感神経が優位な状態が長時間続いている傾向にある。

向こうから敵が迫ってきて、後ろに壁があるといった生存が脅かされる状況を想像してほしい。口は渇き、動悸が高まり、筋肉はこわばり、もちろん不安感も出る。性格によっては、攻撃的になる人もいれば、あきらめて泣き出す人もいるだろう。

このような差異はあるものの、これらはすべて交感神経の作用によるものだ。

現代においては、いわゆる「敵」に襲われる危険はないが、これを外的ストレスと言い換えれば、常に襲われているだろう。

上司からのプレッシャーや家族との不和、長時間労働やパワハラ……。生存が脅かされるときの交感神経の自動的な反応が、人体に大きな負荷を与える。それが自律神経失調症の元になっている。

自律神経失調症を放置しておくと、うつ症状につながる恐れもある。

敵がきたら戦う必要があるため、アドレナリンなど興奮したときに分泌されるホルモンが、日常的に出っぱなしになる。すると、本来頑張らないといけない場面や、集中しないといけない場面でうまく出せなくなる。それがうつ症状の原因となる。

また、交感神経の緊張をとるには、アルコールが有効な人がいる。すると、自律神経失調症から、アルコール依存につながるケースもあるのだ。

自律神経を整える「神経伝達物質」

自律神経はどのように調整されるのか?

自律神経の働きには、ホルモンが関係していることが非常に多い。というよりも、ホルモンを介して調整されているのが自律神経と理解していい。

ホルモンとは、ある場所で産生され、ほかの場所で働く物質を指す。たとえば、副腎皮質刺激ホルモン(ACTH)があるが、これは脳内の下垂体でつくられ血液に分泌され血中を移動し副腎を刺激して機能させる物質だ。

ただしそれとは別に、脳でつくられたものは脳で働き、腸でつくられたものは腸で働く神経伝達物質のホルモンもある。そのため、厳密なホルモンの定義からは外れるのだが、作用としてはホルモンのような働きをしており、「脳内ホルモン」「腸内ホルモン」などとも呼ばれる。

脳内ホルモンに多いのは、

■ノルアドレナリン
■ドーパミン
■アセチルコリン
■グルタミン酸

などの興奮系の神経伝達物質だ。人間は動物なので、いつ敵に襲われてもいいように、これら興奮を促すホルモンが多く準備されているのである。

一方、これらを抑制するのはGABA（γ-アミノ酪酸）という物質で、ほぼこれだけで抑制を担っている。GABAは脳神経細胞の約30%を占めており、興奮した脳を静める働きをもつ。もっと抑制する物質があってもよさそうなものだが、自然界で生きていくためには、危険に対応できる体制が充実しているこのバランスがベストなのである。

また、セロトニンという興奮と抑制を調整している物質もある。うつ病のひとつの原因としてセロトニンの調整不良があるため、抗うつ剤にはセロトニンをコントロールする薬が多い。

しかし、人体の仕組みとしてどうしても興奮する脳内ホルモンばかり使ってしまい、興奮と抑制のバランスが崩れやすい。それが自律神経失調症である。

ホルモンの大本となるのはタンパク質

ホルモンをつくる材料は、基本的にすべて食べ物である。

グルタミン酸、ドーパミン、GABAなどの神経伝達物質もすべて、食事からつくられ、その大本となるのがタンパク質である。

脳内に入ったタンパク質は、いくつかの段階を経て脳内ホルモンに変化する。そのときに必要なのが、それぞれに関係する酵素と、酵素を働かせるための栄養素である。

たとえば、抑制系の脳内ホルモンであるGABAがつくられる過程を見てみよう。

まずはタンパク質の成分であるグルタミンに、「ナイアシン（ビタミンB3）」という栄養素が働くことでグルタミン酸という物質に変わる。これは記憶力や集中力を生む物質である。

神経伝達物質のバランス

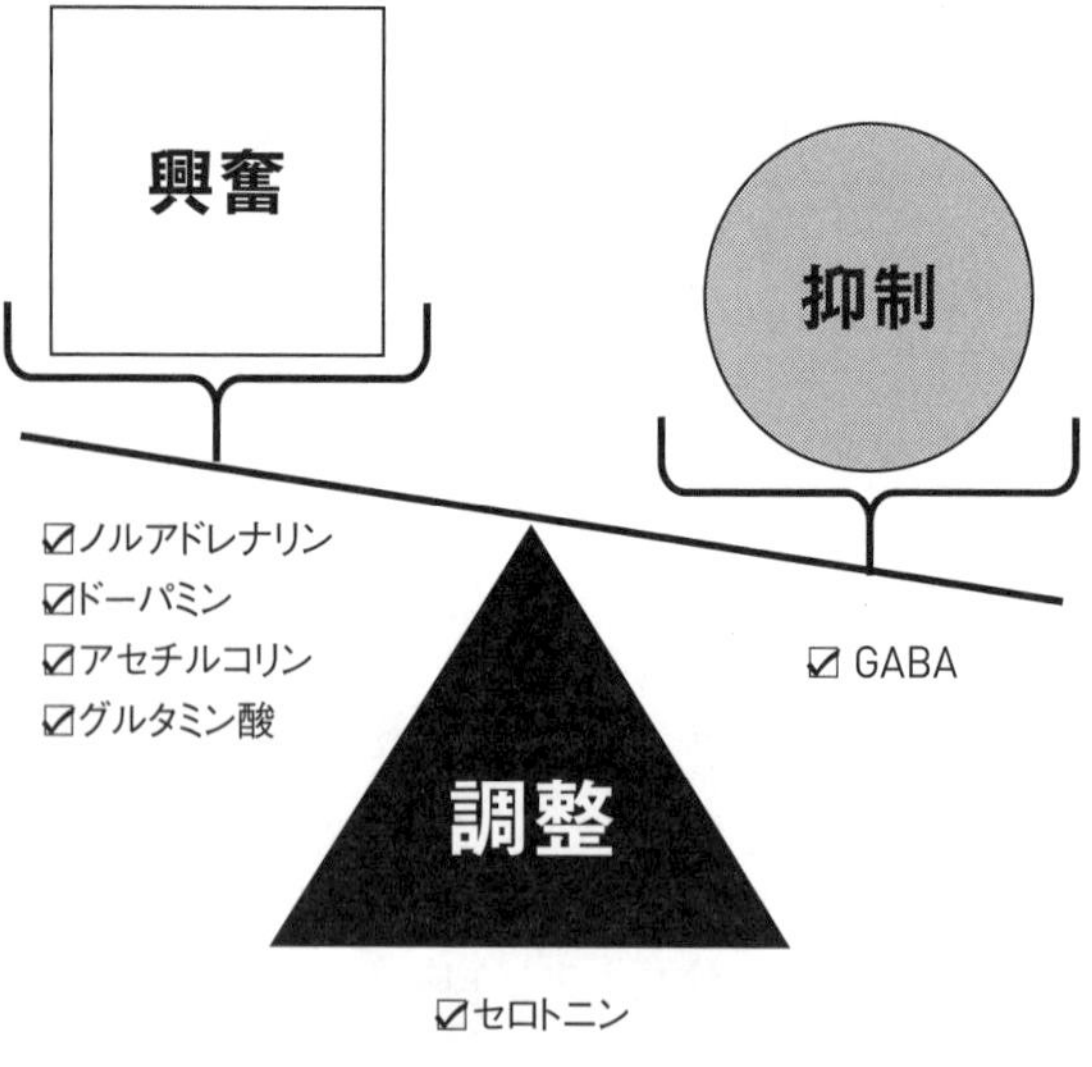

日々の生活では、興奮する脳内ホルモンばかり使ってしまい、興奮と抑制のバランスが崩れやすい。

3つの神経伝達物質のバランスを整えるのが大事

そして、グルタミン酸はカルボキシラーゼという酵素の働きにより「GABA」に変わるのだが、カルボキシラーゼはビタミンB6がないと働かない。ナイアシン、ビタミンB6はともに、肉や魚に含まれている栄養素である。

つまり、脳内ホルモンは材料がタンパク質であるだけではなく、変化させる過程にもタンパク質が必要ということである。

また、満足感や幸福感を生むドーパミン、集中力を生むノルアドレナリン、うつ症状を調整するセロトニン、眠りを調節するメラトニンなども、もちろん大本はタンパク質である。

肉や魚を摂取しないベジタリアンには、メンタル的に不安定な方々が多い。それは脳内ホルモンの材料であるタンパク質がたりないことが理由なのかもしれない。

したがって、自律神経失調症を治す（にならない）には、タンパク質を十分に補っていくことがまずは基本中の基本となる。

なお、第4章で詳しく述べるが、**ドーパミンやノルアドレナリンなどの生産に必要な栄養素は「鉄」**である。

集中力がなくなる、やる気が失せる、幸福感が減る、眠れないといった症状が出ると、多くの人は心療内科や精神科の受診を考える。しかし、根本的な原因は、鉄の欠乏によって脳内ホルモンが不足していることである可能性が高い。

特に女性は月経があるほか、ダイエットで肉や魚の摂取を控えている人がおり、鉄欠乏が非常に多い。何らかの精神症状が現れた場合、まずは抗うつ剤ではなく肉を食べ、鉄を補充してもらいたい。

しかし、それだけでは十分に栄養がとれず、なかなか症状が改善しない場合がある。そこで、たりない栄養素を見つけ、サプリなどの摂取によって必要な物質をつくれる状態にしてあげる。

これが私の専門であるオーソモレキュラーという栄養療法だ。

オーソモレキュラー療法とは何か？

正しく食べて栄養を摂る治療法

オーソモレキュラーは、いわゆる「食餌《しょくじ》療法」とは違う。食餌療法は食事の量やバランスを調整して、高血圧や糖尿病などの疾患をコントロールすることである。

一方、**オーソモレキュラー療法は、一言で言ってしまえば、食事やサプリメントを用いて栄養素を補い、うつ病や自律神経失調症、不定愁訴、パニック障害、などの心身の不調を改善する治療法**だ。

心身の不調は栄養素の不足にあるとし、適切な食べ物を適切な量、バランスで食べれば細胞は元気で健康になるという考え方に基づいている。

じつはＷＨＯが定める「不定愁訴」の治療では、まずは明らかな病気ではないことを明確に診断する。その上で、ビタミンや必須栄養素の欠乏が起こり（先進国であっても）、それが不定愁訴の原因となるため注意せよとの内容が示されている。

つまり、WHOレベルでも栄養の不具合が不定愁訴＝自律神経失調症につながると提言はされているのだが、医療の専門家であればあるほど、この問題を指摘しない。大学病院の偉い医師も「あきらめなさい」「気のせいだ」などと言ってしまう現実がある。

ここから少しだけオーソモレキュラー療法がどのようなものであるかを説明するので、少しだけおつき合いしてほしい。

栄養素の欠乏に着目したホッファー博士

オーソモレキュラーは、歴史的に精神疾患の治療法として始まった。うつ病、パニック障害、統合失調症などの治療法として確立され、現在も続いている。

また、現在は精神疾患に加え、がん、アレルギーなどの慢性疾患に対して、栄養的なアプローチから治療する方法として注目されている。


オーソモレキュラーの歴史は、1960年代に始まる。

アメリカの南部では、肌がボロボロになるとともに、重症になると妄想や幻覚が現れる病気が広がっていた。「ペラグラ」と言われる疾患である。ペラグラは、トウモロコシの粉からできたパンを多く食べていた住民たちに、その症状が多く見られることなどから栄養の偏りが原因と考えられ、ナイアシン（その当時のビタミンB３）の欠乏が原因であることが知られていた。

一方、精神科領域では妄想や幻覚を訴える統合失調症は、原因不明の病気として扱われ強制的に病院に入院させられることが多かった。ところがビタミンの研究者だったエイブラム・ホッファーはナイアシン（ビタミンB３）に着目する。

彼はナイアシンの欠乏が重大な精神疾患（現在の統合失調症）につながっているのではないかという仮説を立てた。そこで、もともと栄養学者だった彼はもう一度医学部で学び直し、精神科医として再スタートを切る。

そして、ホッファーは、ナイアシンの大量摂取によって統合失調症が改善する実験結果を発表した。

ところが、ちょうどその頃、メジャートランキライザーといわれる強い抗精神病薬が開発された。メジャートランキライザーは現在も使用されており、その処方でたしかに幻覚や妄想は治まる。

ただ、作用が強すぎて、表情やその人らしさも失うといった副作用があった。それでも、強制入院しか治療法がなかった統合失調症の治療では、メジャートランキライザーが脚光を浴び、その薬を販売したい製薬会社によってホッファーのナイアシン療法は闇に葬られ、偉大な研究成果が日の目を見ることはなかった。

近年になって注目され始めた栄養療法

しかし、彼のアプローチに興味をもった人がいた。

特に有名なのが、ライナス・ポーリング博士である。ポーリングは、体の中の酵素反応に関連する新化学結合論という研究により、1954年にノーベル化学賞を受賞。さらに1962年には、核兵器の廃絶運動についてノーベル平和賞を受賞している。

ポーリングはしだいにビタミン治療の研究に力を入れ始め、特にビタミンCの効用について主張するようになった。しかし、ポーリングは化学者であり、医師や栄養学者ではないため、専門家たちからバッシングを受けた。

そんな中で彼は、脳内にあるべき栄養素のバランスが乱れて精神症状が出るというホッファーの研究を見つけ、共同で研究を開始した

もっとも、オーソモレキュラーはそう簡単に普及しなかった。興味のある医師たちが

細々と研究するだけで、論文も著名な医学雑誌は掲載してくれなかった。それはやはりポーリングが門外漢だったことや、薬剤を使わず栄養素で精神症状を治すというホッファーの方法に違和感や反発があったためである。

仕方なくホッファー博士は、自身で小さな学会を設立。学会誌を地道に発刊し続けた。しかし、この学会誌の内容は、医師が論文検索するサイトにもずっと掲載されないままだった。

彼らの地道な活動がようやく日の目を見たのは、2005年。アメリカの有名な医学雑誌に、高濃度のビタミンCががん細胞を死滅させるという論文が発表された。

この研究の基礎を築いたのは、言うまでもなくポーリングである。そのため、その論文の参考文献にはポーリングの名前がたくさん登場。こうして、オーソモレキュラーという治療法が、ようやく世の中に知られるようになったのだ。

栄養不足による疾患は珍しくない

余談だが、ペラグラの治療には興味深い歴史がある。

20世紀前半、ペラグラはアメリカ南部の黒人患者が非常に多く、患者数が一向に減らないため、アメリカ政府への暴動が起きるほど大きな問題だった。

当時、ペラグラは地域偏在性があるということで風土病（その土地特有の疾患）と考えられていた。また、あまりにも患者が多いため、感染症とも考えられていた。

ペラグラの原因究明に着手したのは、いくつかの病気の原因をつきとめた実績のあった公衆衛生局の医務官ジョゼフ・ゴールドバーガーだった。

彼は当時の医学書や論文を徹底的に調べたがペラグラの原因究明には何も役立たなかった。しかし、ゴールドバーガーはあることに気づいた。

なぜか医療関係者にはまったく発病しなかったのである。

感染症であれば、入院患者から感染する確率は高い。それなのに発病しないということは、そもそも感染症ではないのではないか。

そこで食べ物に注目すると、医療関係者は肉、チーズなどタンパク質を豊富に摂っているのに対して、貧しい黒人や入院患者はトウモロコシしか食べていない。何らかの栄養素が欠乏していることが考えられた。

ところが、周囲の人間はなかなかそれを信じない。そこで彼は、自分や妻が患者の鼻水を飲んでみせるなどして、感染症ではないことを訴えた。そうして患者に肉やチーズを食べさせ、みるみる快復することを実証したのである。

栄養失調による疾患には、こういう逸話がたくさんある。日清戦争の戦時兵食として白米を中心にした結果、ビタミンＢ１の欠乏による脚気で多くの兵士が命を落としたことも有名である。

ナイアシン欠乏によって起こるペラグラの精神症状が、統合失調症の症状と似ていることからナイアシン療法を確立したホッファーのみたては、今日では最先端の研究によって理論的に正しかったことが確認され始めている。

では次章から、自律神経を整える食事や栄養素についてお伝えしていく。

先ほども述べたとおり、自律神経の乱れる食事は、

- 糖質中心の食事
- 腸内環境が乱れる食事
- 栄養素が不足する食事

この3つである。次章からひとつずつ、自律神経が整う食事について解説していこう。

第2章

血糖値を安定させると不調は治る

糖質の秘密

自律神経を乱す大きな原因は糖質

糖質は、言うまでもなく我々のエネルギー源のひとつである。脳から筋肉、内臓に至るまで重要な役割を担っている。糖質というと、砂糖を思い浮かべる人もいるかもしれないが、様々な種類があり、大きく次の3つに分けられる。

「単糖類」……ブドウ糖、果糖
「二糖類」……ショ糖（砂糖）、麦芽糖《ばくがとう》、乳糖
「多糖類」……でんぷん（イモ類、穀類、豆類など）

単糖類と二糖類など甘みのあるものもあれば、多糖類のように甘くないものまである。我々日本人が主食としている白米やパンといった炭水化物も糖質が多く含まれている。近年、糖質制限ダイエットがブームになったことで、「糖質＝炭水化物」のように捉えている人がいるが、それは正しくない。炭水化物は、糖質と食物繊維で構成されたものである。

さて、ここからが本題だ。まずは、自律神経の乱れと糖質の関係を見ていこう。

自律神経失調症かどうかは別にして、

「ちょっとした悩みごとで不安になる」
「疲れやすい」
「不安感が常にある」

といった悩みをもつ人は多いだろう。

そういう人は、何となく調子が悪いときに甘い物を食べると、具合がよくなるという経験をもつことが少なくない。

私の患者さんにも、ちょっと不安になったり、ドキドキしたりしたとき、ファストフード店に行ってシェイクを飲むと気分が快復するという方がいる。

なぜ、甘い飲み物を摂取すると心が安定するのか？

それは、**血糖値が急上昇するから**だ。ただし食べ物や飲み物によって血糖値を上げることをくり返していると自律神経の乱れはさらに深刻になってしまう。

血糖値とは、血液中のブドウ糖濃度のこと。前述したとおり、ブドウ糖は人間のエネルギー源となるもので、米やパン、穀物類などの糖質に含まれている。これらを食べることで、消化酵素の働きで分解されブドウ糖として吸収され、血液を介して全身に供給される。血糖値とは血液中のブドウ糖濃度のことで、血液検査で測定され糖尿病の診断などの基準になる。

だから糖質が含まれる食事を摂ると、血糖値が上がる。血糖値が上がると、膵臓《すいぞう》からインスリンというホルモンが分泌され、血糖値を下げるように働くのだ。だいたい食後1時間をピークに上昇し、2~3時間後には空腹時の血糖値まで緩やかに下がり、その後は一定に保たれる。

逆に、血糖値が空腹時よりも下がりすぎると、体はコルチゾール、アドレナリン、ノルアドレナリンなどのホルモンを分泌させ、アミノ酸などを材料に主に肝臓でブドウ糖を産生するようになる。

つまり、**体は血糖値を安定させる仕組みを本来もっている**のだ。

血糖値が安定していれば、脳には十分なブドウ糖が供給されていることになる。つまり、心も安定した状態になる。

しかし、血糖値が高すぎたり、下がりすぎたりしている状態というのは、常にインスリンやアドレナリンなどのホルモンが出すぎた状態になってしまう。

この状態になると本来必要なときに出すべきホルモンが分泌されなくなったり、ホルモンの作用が弱まったりする。これにより血糖値が不安定になり自律神経だけでなく、ひいては精神的にも不安定な状態になってしまうのである。

糖質が自律神経を乱すメカニズム

話を戻すと、甘いものが欲しくなったり、甘いものを食べると心が落ち着いたりする人というのは、血糖値の変動が大きく安定していない状態である。「低血糖値症」と聞くと血糖値が低い病気のように思われるが、実際には血糖値の変動が大きい血糖値調節障害のことを示すものである。

こういう方の場合、血糖値が急激に下がっていることで症状が出ているため、逆に血糖値が上がれば落ち着きを取り戻すわけだ。

糖質が自律神経を乱す流れ

糖質を摂る

↓

血糖値が上がる

↓

インスリンが出て血糖値が下がる

↓

血糖値が下がりすぎると危険なので、
脳内ホルモンが血糖値を上げる

↓

過剰に脳内ホルモンが
分泌される体質になる

こうして糖質が
自律神経を乱す

低血糖値状態でなくとも、チョコレート、和菓子、炭水化物などを時々食べて、血糖値のバランスをとっている人は多い。それがイコールで「自律神経が整っていない人」ではないのだが、そのような食習慣は自律神経が乱れ始めのときによくある症状なのだ。実際にも自律神経失調症の患者さんには、糖質を好む傾向が見られるのだ。

じつは、この糖質の摂取こそがさらに自律神経を乱す原因のひとつとなっている。

糖質が自律神経を乱すメカニズムは次のとおりだ。

①糖質を摂る
←②血糖値が上がる
←③インスリンが出て血糖値が下がる（＋脂肪が合成される）
←④血糖値が下がりすぎると危険なので、脳内ホルモンが血糖値を上げる
←

⑤過剰な脳内ホルモンで、自律神経が乱れる

ちなみに、血糖値を上げるホルモンはたくさんあるが、血糖値を下げるホルモンはインスリンしかない。しかも**インスリンは、もともと血糖値を下げるホルモンではなく、脂肪を合成するホルモン**である。太古から人間が生きる上では、たまたま糖質がうまく摂れたとき、次の飢餓に備えて脂肪を合成しておく必要があった。そのためにインスリンは使われていたのだ。

したがって、1日に3回も糖質（炭水化物）を摂取する食事は、人体にはあまり好ましくなく、そのためにいろいろなトラブルが発生している可能性がある。

糖尿病患者はうつ病を併発しやすい

中でも**「血糖値スパイク」**と呼ばれる血糖値が急上昇する人は要注意である。スパイクは文字通り「釘《くぎ》」を意味し、血糖値グラフが急上昇した形が釘に見えることから名付けられたものだ。一般的に食後の血糖値が140mg／dℓ以上になるとこう呼ばれ、血糖値スパイクは糖尿病の患者だけでなく人間ドックで異常なしと言われる人にも多く見られる状

態である。

ちなみに、糖尿病の患者さんには健常者の2倍以上もうつ病の併発が見られる。しかも、糖尿病の症状が重いほど、うつ病の症状も重くなることがわかっている。

そのため、日本糖尿病学会は現在、糖尿病の患者さんにうつ病が見られないかを早めに見つけ、精神科などを受診させるよう呼びかけている。

しかし、それでは根治的な治療にはならない。うつ病の大きな原因として血糖値の変動が考えられるわけだから、そのコントロールを優先すべきである。

そして同時にタンパク質の摂取、必要なビタミン、鉄などのミネラルを補給し、薬ではない自然な作用でうつ病を防止する物質をつくれるようにしてあげることが不可欠だ。

ところが、糖尿病ならばカロリー制限、腎臓病であればタンパク質制限といった、古くからの認識がいまだに是正されていない現実がある。

糖尿病については、アメリカの糖尿病学会が糖質制限を治療法のひとつに加えたため、日本糖尿病学会もしだいに受け入れ始めている。急に認識を改められないのは日本らしいところだが、今後の変革に期待したい。

血糖値を安定させる食事の摂り方

糖質を制限する食事が自律神経を整える

血糖値の安定こそが、自律神経を整える上でまず大事な考え方になる。

血糖値の急激な上昇と低下をくり返しているような状態は、精神の不安定、つまりは自律神経の乱れにそのままつながってしまうからだ。

では、血糖値を安定させる食事とは、どういったものだろう。


一番てっとり早い食事は、**「糖質制限」**である。

エネルギー源の3大栄養素であるタンパク質、糖質、脂質の中で、糖質を制限するもしくは、摂取量をコントロールすることだ。

白米やパン、麺類などの炭水化物をはじめとした糖質を控える食生活をまずは2週間程度続けることで、血糖値は安定する。糖質制限をすると、血糖値は極端に上がることもなければ、極端に下がることもない。だから、血糖値が安定した状態になり、不必要にホルモンが分泌され続けるといった心配もなくなる。

先にも申し上げたとおり、自律神経の安定のためには、急激な血糖値の上昇が起こらないようにすることが重要になる。だが、糖質が多い食事を摂ると血糖値は一気に上昇する。もちろん、糖質はエネルギー源のひとつではあるが、現代の日本の食事はどうしても糖質が多くなってしまうのだ。

スーパーやコンビニに入ってみればわかるが、食品・食材コーナーに並んでいるほとんどの食べ物が、糖質の多い炭水化物を中心としたものである。

おにぎりやお弁当、丼物、パスタ、パン、スイーツ、清涼飲料水、スナック菓子、チョコレート菓子……など、糖質が少ないものを探すほうが難しいはずだ。

野菜ジュースを飲むにしても、じつは糖質量が多い。最近はカロリーオフのジュース類がよく売られているが、裏面の成分表を見てみれば糖質の多さに驚くだろう。

外食はどうかというと、日本人の外食のほとんどが炭水化物に支配されている。ラーメン、パスタ、定食、うどん、そば、牛丼、天丼など、様々あるが、主食として白米か麺類が必ずセットになっている。

このように**現代日本人が普通に食事をしていけば、必ず糖質過多の状態になってしまう**といえる。この糖質の多い食事は、自律神経を乱す原因になるだけではなく、肥満や糖尿病やうつ病にもつながってしまうのだ。

糖質を控えるすごいメリット

ここまで述べてきたが、糖質を控えると多分なメリットがある。

- 自律神経が整いやすくなる
- 食後に眠くなりにくい
- やせる
- 集中力がつく
- 老化が緩やかになる
- 糖尿病やうつ病などの危険性が下がる

など多岐にわたっていいことずくめである。

糖質の代わりに摂るべき食事

炭水化物などを控えると、一気に食生活が変わってしまうだろう。こう言うと、

「何を食べればいいの」

「食べるものがなくなってしまう」

と思うかもしれない。

しかし、心配はいらない。

糖質の代わりに摂るべきはタンパク質である。

先にも述べたとおり、現代の日本人が普通に食事を摂ると、炭水化物が多すぎる食生活になってしまう。

しかし人類史は、人類出現からのほとんどの期間がタンパク質と脂質中心の食生活だったと考えられる。

人間が地球上に現れたのは約400万年前と言われている。当時の食生活は、シカやイノシシなどを狩り、海で魚を獲っていた。もちろん木の実などもとっていたが、それは

あくまで微々たるもので、メインは狩猟をして得た肉や魚が中心だ。
この生活は農耕が始まる前までずっと続いていたのだ。農耕が始まったのが約1万年前とされているので、約399万年間は肉や魚がほとんどで、糖質を摂らない食事が続いていたのだ。
逆に言えば、現代人はタンパク質が不足している。糖質は摂らなくていいので、タンパク質を摂ること。わかりやすく言えば、

「肉と魚をたくさん食べる」

ということだ。

タンパク質は動物性と植物性のどっちがいい？

そもそもタンパク質は動物性と植物性に分けられ、肉や魚以外からも摂れる。

〈動物性タンパク質〉

- 鶏肉、豚肉、牛肉
- 魚やカキなどの魚介類
- 卵、チーズなどの乳製品

〈植物性タンパク質〉

- 大豆、枝豆などの豆類
- クルミなどのナッツ類

では動物性タンパク質と植物性のタンパク質では、どちらがよいのだろうか。

答えは、**「動物性タンパク質がいい」**。

一見すると植物性タンパク質のほうが、安全で健康にいいように感じる人もいるだろう。これは、テレビCMなどの影響で「動物性よりも植物性のほうが健康にいい」というイメージが根強く残っているからだと考えられる。

だが、**「植物性タンパク質のほうが健康にいい」というのは思い込みに過ぎない。**

植物性タンパク質も、タンパク質であることには変わりないし、摂って悪いわけではないが、私は動物性タンパク質をお勧めする。

動物性タンパク質がいい理由は簡単で、次の3つに収斂《しゅうれん》される。


ひとつ目は、**必要量を摂取しやすい。**

2つ目は、**必須アミノ酸やビタミン、ミネラルが豊富。**

3つ目は、**動物同士であるため、体内で活用しやすい。**


ひとつずつ見ていこう。

動物性タンパク質は、植物性タンパク質と比較すると、一定量を簡単に摂ることができる。たとえば、クルミや大豆などでタンパク質を一定量摂ろうとすると、大量に食べる必要が出てくる。食事そのものとしても満足感がなく、大量に入手するのも、食べきることも難しくなるだろう。

しかし、肉であれば、300gのステーキ1枚でことたりる。毎日のステーキは難しくとも、朝昼晩と1〜2品ずつ肉や魚、卵などを用意することで十分摂ることができる。

つまり手軽かつ満足感のある食事をしながら、タンパク質が摂れるのだ。

2つ目と3つ目の理由は、一緒に覚えてもらえればいい。

たとえば、赤身の牛肉やレバー、マグロなどは、動物性タンパク質はもちろん、鉄や亜鉛などのミネラルとともにビタミンB群などの栄養素も一緒に摂ることができる。

食材や食品から摂れる鉄は「ヘム鉄」と「非ヘム鉄」があり、動物性タンパク質から摂れるのがヘム鉄、植物性タンパク質から摂れるのが非ヘム鉄だ。第4章に詳しく書くが、人間は慢性的な鉄不足の状態で、特に女性は現代の食生活ではどれだけ摂ってもたりない状態である。

だからといって、鉄であれば何でもいいわけではなく、大事なのは鉄の吸収率だ。**吸収率が高いのは動物性タンパク質から摂れるヘム鉄なのだ。**

鉄だけでなく、そのほかビタミンB群も植物性タンパク質よりも、動物性タンパク質のほうが豊富に含まれている。第1章でもご紹介したとおり、セロトニンやGABAなどの神経伝達物質をつくるためにも、ナイアシンなどのビタミンB群が必要になってくる。

つまり、自律神経を整えたければ、血糖値を安定させるために糖質をコントロールすることと同時に、動物性タンパク質を十分に摂ることが大事なのである。

糖質制限食で平均寿命も延びる!?

以前、「新型栄養失調」という問題が提起されたことがある。これは血液中のアルブミン不足、つまりタンパク質の不足が定義のひとつになっている。

新型栄養失調はあらゆる年齢層、所得層に見られ、健康を気遣う人にも多く見られる。症状としては貧血、脳出血、肺炎、骨折、結核などの感染症、骨粗鬆症など、非常に多くのトラブルが数えられる。

秋田県大仙市はそのような問題も認識しつつ、行政が市民の食事に介入した自治体である。大仙市は脳梗塞などが多く、平均寿命も短いなど非常に不名誉な記録を長く更新していた。その改善に動いたわけである。

対象は65歳以上の市民1000人。毎日、10種類の食材を食べるようチェックリストを渡した。面倒にならないよう、少しのそぼろでも肉にチェック、海苔1枚でも海藻にチェック、といった具合である。

このチェックリストは、男性は1日60g、女性は1日50gのタンパク質を摂れるようにデザインされていた。それだけのタンパク質を摂ろうとすると、肉だと300g、魚の切り身だと3、4切れ、卵なら10個は食べないといけない。それを毎日続けるのは不可能なので、10種類を食べてまかなうようにしたのである。

その追跡調査を14年間も続け、市民の健康診断をしたところ、きちんとアルブミンの値が上昇していた。また、肉や卵などをよく食べるようになり、脂質の摂取量も上がったのだが、動脈硬化が改善され、平均寿命も全国平均に追いついた。

一般的に肉や卵などの食べすぎは、コレステロールや中性脂肪の増加につながると言われるが、実際には特段の影響はなかった。この結果は、バランスのいい食事とは何かを考え直すのに一石を投じた。

本当に健康を考えたバランスのいい食事とは、多彩な食材から十分な量のタンパク質を摂ることと言えよう。もちろん、それが自律神経を整えることでもある。厚生労働省も2015年度から、国民栄養指導でタンパク質の摂取を推奨している。

人間の脳はケトン体で十分に働く

糖質制限は危険というウソ

私がこう言うと、

「栄養バランスが崩れてしまうのではないか」
「逆に危険性はないのだろうか」
「太りやすくなったりしないだろうか」

と不安が首をもたげるかもしれない。その心配はない。

人間はもともと糖質がほとんど必要ない。

そもそも糖質は、人間にとってエネルギー源となる「3大栄養素」ではあるが、必須栄養素ではない。

「糖は脳のエネルギー源」

「甘いものを食べると脳が働く」

などという言葉を耳にしたことはあるだろうが、それは20世紀の迷信である。

たしかに、長時間にわたる仕事や勉強で頭を働かせていると、甘い物がほしくなることがある。それは正確に言うと、集中を保つためのセロトニンやノルアドレナリンなどがほしいため、その分泌に必要な糖質を欲しているわけである。

チョコレートなどを食べて糖を補充すると、セロトニンなどが分泌されるため、頭がスッキリした感じになる。

たしかに、疲れたときには脳に安定してエネルギー供給をすることが重要であるのだが、それは糖である必要性はない。それどころか、血糖値に依存して無理に脳内ホルモンを増やすのは、糖依存や低血糖症のように血糖値が不安定になりやすくなったり、自律神経のバランスが崩れやすくなったりと、逆に危険なのだ。

これまでは、ブドウ糖が脳や人体のエネルギー源として必須と考えられていたが、糖が不足しているとそれに変わるエネルギー源をつくり出すことができるのがわかってきた。

それが次に紹介する別のエネルギー源である「ケトン体」の存在である。

ケトン体が脳細胞を動かす

体内に糖がたりなくなったとき、代わりに体内の脂肪を燃焼させてエネルギー源にするのだが、このとき肝臓でつくられるのがケトン体である。

ケトン体はアセトン、アセト酢酸、β‐ヒドロキシ酪酸の3つをまとめた物質を指すが、主成分はβ‐ヒドロキシ酪酸とアセト酢酸だ。

脂肪細胞の中にあるトリグリセリドという脂質を構成する脂肪酸が肝臓で代謝されることにより、3つの主成分につくり替えられケトン体として、血液中のエネルギー源に変わる。

ケトン体がすごいのは、ただの脂肪酸とは違い水溶性のため、血液中に溶けやすく、細胞膜や血液脳関門を簡単に通過できることだ。だからこそ、心臓や腎臓、筋肉など全身の組織や器官に運ばれる。そして、このケトン体は血中濃度が高まると、脳のエネルギー源としても使うことができる。

これはつまり、タンパク質や脂質中心の食生活にすることで、これまで糖に依存していた脳のエネルギー源を、ケトン体に切り替えることができるということだ。

ケトン体中心の生活になれば、糖質を食べたいという強い欲求もなくなり、血糖値が不必要に上がったり、下がったりすることがなくなり、自律神経も整いやすい体になってくる。

お腹の中の赤ちゃんもエネルギー源はケトン体

ニワトリの卵は温めるだけでヒナが生まれる。そのとき、卵の中にタンパク質やコレステロールは含まれているが、糖質はほとんどない。

これが何を意味するのか？

それは、「生命にとって糖質は本来必要ない」ということだ。もっとも、人間はニワトリと違い、お腹の赤ちゃんは母親の胎盤からブドウ糖をもらい、それをエネルギー源として成長する、というのが一般的な理解である。

しかし、それに異論を唱えた人がいる。

『ケトン体が人類を救う』（光文社新書刊）の著者であり、私も親交のある医師の宗田哲男先生である。宗田先生は、自身が糖尿病にかかったが、糖質制限で肉中心の食生活にしたことで劇的に糖尿病が改善したという。

もともと産婦人科医である宗田先生は、血糖値のコントロールに苦労する妊婦がたくさんいたことから、妊娠糖尿病という妊婦特有の糖尿病を何とかできないかと考えるようになった。

あるとき、「胎児は何を材料にエネルギーを得ているのか」という疑問がわいた。そこで、患者さんから同意を得て出産時に臍帯血《さいたいけつ》を取らせてもらい、その中に含まれるケトン体の濃度を計測してみることにした。

すると、どうやら**胎児は母親から糖質をほとんどもらっておらず、ケトン体をもらっていることが判明した**のだ。

血液に含まれる赤血球は、糖質（ブドウ糖）がないと生きていけない。血液は酸素を全身に運ぶわけだが、その働きには糖質が不可欠なのである。しかし、胎児は母体から糖質をもらっていないのだから、自分の体でつくるしかない。

これは**「糖新生」**といわれる働きで、胎児はこれで必要な糖質をまかなっている。しかし、胎内で成長するにはエネルギーが必要なため、それは全部ケトン体としてもらっているのである。

妊婦は栄養を摂るためにたくさん食べる。ところが、体内の糖質は胎児へ供給されず、脂肪からつくられたケトン体だけが胎児に与えられる。そのため、血糖値が上がる妊娠糖尿病を発症するのではないか、というのが宗田先生の考え方である。

なお、昔から「つわりがひどいと、流産しにくい」と言われている。

これは私の仮説だが、つわりによって食べ物を摂取できないと、母体は飢餓状態になる。すると、脂肪の分解が進み、ケトン体が増え、受精卵に供給しやすくなる。そのため、健康な胎児が育ち、流産しにくくなるのではないだろうか。

ここまでで何が言いたいかというと、エネルギー源はケトン体でまかなえる。赤ちゃんでも大人でも体の仕組みは同じなので、私たちがエネルギー源を必要としたとき糖質だけにする必要はないのだ。仮に、糖質制限をするとカロリーがたりないと感じる場合、肉や魚をきちんと食べていれば問題はない。

ケトアシドーシスに注意しよう

ケトン体の値が極めて高い状態を**ケトーシス**と言い、これを危険視する人もいる。しかし、ケトーシス自体は特に問題ではない。先ほど述べたとおり、お腹の中の赤ちゃんのエネルギー源がほとんどケトン体であることを考えれば、赤ちゃんは超ケトーシス状態だと言える。それでも問題なく成長している。

問題とされてきたのは、ケトーシスに**アシドーシスが加わることだ。**

アシドーシスとは、体が酸性に傾くことである。ケトン体は弱酸性のため、その値が高くなるとアシドーシスに変わる可能性があり危険である、と私も医師になるときに習った。

しかし、近年になってケトン体が増えても、アシドーシスにはならないことがわかってきた。人体には、酸塩基平衡という「酸性とアルカリ性のバランスを取る能力」が仕組まれているからだ。そのため、ケトン体が増えても、体が酸性になることはないのである。

それよりも問題なのは、**「ケトアシドーシス」**と呼ばれる状態で、ケトン体に糖質がプラスされて体が酸性になる場合だ。

この症状は糖尿病患者さんに多く、インスリンの働きがほとんど期待できない体に糖質が急に入ったときに起こるものだ。この状態は、主に乳酸が急激に高くなり、場合によっては死亡する恐れもある。

しかし、通常ではケトン体が高いだけでケトアシドーシスになることはない。

ケトーシスになると脳機能が高まる!?

体内のケトン体が多くなる「ケトーシス」状態は、脳にもいい影響を与える。

北九州に三島塾という学習塾がある。もともと代々木ゼミナールの名物講師だった三島学氏が運営しており、小学生から高校生までを指導している。

三島氏は自身の糖尿病を、糖質制限によって完治させた経験がある。その際、糖質が減って体内にケトン体が増えるケトーシスは脳にもいい影響があることを知り、塾生に厳密な糖質制限をやらせてみたという。

現在、糖質制限については諸説あり、成長を妨げる恐れがあるため子どもがやるべきではないという言説もあるが、三島塾の子どもたちは、成績が急上昇したのである。

また、学校で暴れるなどいわゆる問題児も預かっていたのだが、非常に落ち着くようになって、やはり成績もよくなったという。

くり返すがケトーシスであることには何も問題がない。

自律神経を整える面だけでなく、健康面や脳機能的に見ても、ケトン体を活用する体をつくることは、とても有効に働くのだ。

食べる量と順番を変えるだけで、血糖値は安定する

問題なのは食べる量と順番

ここまで述べてきたことをまとめると、

- 米やパンなどの炭水化物、糖質を控える（もしくはコントロールする）
- 肉や魚などの動物性タンパク質を摂る

ということだ。ただ、勘違いしてほしくないのだが、私は一切の炭水化物を排除せよ、と言っているのではない。余分なインスリンを分泌させないことが重要なのである。

目指すべきは「糖が少ない状態」ではなく、「血糖値が安定している状態」である。

だから大事なのは、糖質を摂るにしても、なるべく血糖値を上げない工夫をすることだ。

最もシンプルな方法は、糖質を摂らないことだ。糖質を含んだ食材が食事に含まれているときには、食べる量は考えたほうがいい。

血糖値の上がりやすさを示すものにグリセミックインデックス（GI値）というものがある。これは同じ食べ物でも血糖値の上昇が異なることを意味する。白米よりは玄米、普通のパンよりは全粒粉のパンのほうがGI値も低く血糖値も上がりにくい。

しかし、**GI値よりも問題なのは、やはり「食べる量」**である。白米よりも玄米のほうが低GIといっても、玄米のご飯をおかわりしていたら意味がない。全粒粉のパンであろうとも、たくさん食べれば血糖値は上がってしまうのだ。

では、どれくらいの量が適切かというと、**少なければ少ないほうがいい**。米やパンが好きな人はそれだけでストレスになるのでやり方は重要だが、なるべく減らすことが肝要である。

たとえば、1日3食の食生活であれば、1日に2回の食事では白米ではなく玄米にしてご飯茶碗の半分にしたり、夜だけは炭水化物や糖質を摂らないなどしたりするといいだろう。

まずは自分に無理のない範囲で、糖質制限食を始めてほしい。

大事なのはこの食生活を1～2週間ほど継続することだ。ラーメンやお菓子を食べる食生活を続けていた人は、糖質依存になってしまっている可能性があるため、最初は苦労するかもしれないが、2～3日続けるだけで血糖値が安定し始めるので、甘いものもそれほど体は欲さなくなる。

会席料理のように食べなさい

次に大きいのは、食べる順番である。

あなたは食事の際、何から食べているだろうか？

何から食べるかしだいで、血糖値の上昇の仕方は大きく変わる。

やってはいけないのは、米やパンなどの主食から食べ始めることだ。いきなり米やパンといった炭水化物から食べ始めると、血糖値は急激に上がる。

血糖値の上昇を緩やかにするためには、次の順番が基本となる。

①レタスやキャベツといった葉物野菜の食物繊維
←②豆腐、肉や魚などタンパク質
←③米やパンなどの糖質

最初に食べるべきは、食物繊維の豊富な葉物野菜。

葉物野菜に含まれる食物繊維は、糖質の吸収を抑える働きがあるため、血糖値の上昇を緩やかにすることができる。

また、タンパク質は血糖値に影響を与えず、それどころかタンパク質を摂ってから炭水化物を摂ると、いきなり炭水化物だけを摂るよりも、血糖値の上昇は緩やかになることがわかっている。

サラダから食べ始め、肉や魚をしっかり食べてから、最後に少しだけ炭水化物を摂ればよい。

理想は会席料理のコースメニューだ。会席料理は、じつはこの順番になっている。

まず「先付」という前菜があって、次に「椀物」であるお吸い物や煮物、次にお刺し身、焼き物・焼き魚、酢の物やあえ物と続き、一とおり料理を食べた最後に、シメとしてご飯を食べる。

洋食も同じで、肉や魚などメインディッシュを食べつつ、そのソースで少しずつパンを食べることが多いだろう。

私は以前、24時間血糖値が測れる機械をつけたまま、フランス料理のフルコースを食べたことがある。最後にかなり濃厚なチョコレートのデザートまで食べたが、まったく血糖値が変わらなかった。

このように、主食となる米やパンは、最後に少量食べるくらいでいいのだ。

では仮にサラダや葉物野菜がない場合はどうだろう。

その場合も、まずは肉や魚などのタンパク質を食べるといい。**肉や魚が苦手な方、あるいはタンパク質の摂れる食材がない日であれば、炭水化物を食べる前にプロテインパウダーなどを摂ってもかまわない。**それだけでも、血糖値の上昇は緩やかになる。

アメリカの糖尿病学会も、カロリー制限ではなく、先にタンパク質や脂質を摂ったほうが血糖値の上昇が遅いため推奨すると発表している。

これは余談だが、高熱などで救急搬送された患者さんには、エネルギー源としてブドウ糖の点滴を入れることが多い。

糖質制限をしている人はそれを心配するが、点滴は一度血糖値が上がれば、投与中はそのまま一定に保たれる。血糖値の変動が起きない非常に安定した状態になるため、安心して受けてかまわないし、そのときには緊急の処置を優先してほしい。

捨てるべき食事の考え方

カロリー制限ダイエットはするな

カロリー制限というと、どうしても豚肉や牛肉や油で揚げているかどうかに注目してしまいがちだが、自律神経を安定させるために問題なのはやはり糖質なのである。小腹が空いたのでおにぎりを1個、などという食生活をやめれば、肉はかなり食べてもやせられる。

もちろん、肥満の原因が本当にカロリーオーバーにあるのならば、それはカロリー制限が必要である。

しかし、ほとんどの場合、血糖値の上昇によってインスリンが過剰に分泌され、それによって脂肪が合成され、肥満が進むパターンが多い。ということは、粗食と考えがちな**おにぎり1個でも太る**のである。

また、人間は基礎代謝として一定のカロリーが必要である。そのとき、肥満気味の人がカロリー制限で肉を食べないと、残っている筋肉を燃やしてしまう。結果的に、筋肉量が少なく、体脂肪率の高い肥満になってしまうのだ。

つまり、カロリー制限のダイエットをすると、筋肉量が落ちてより太りやすい体質になる。しかも基礎代謝が下がっているため、前と同じ量のカロリーを摂取すると、さらに太ってしまうのである。

したがって、まず大切なのは**絶対に筋肉を落とさないこと**、**必要なカロリーをしっかりまかないながら、インスリンによる脂肪合成をさせない**ことなのだ。

「ご飯、塩鮭、おしんこ」の食事はやめなさい

血糖値の安定という点から言うと、自律神経の整わない人がやめるべきは、「ご飯、塩鮭、おしんこ」といった日本人の食事である。

日本人からするとバランスのよい食事と感じるかもしれないが、実際は糖質が多く、タンパク質が不足している典型的な食事である。こういう食事は血糖値の変動をとても大きくするため、かえって自律神経を乱すきっかけをつくってしまう。

自律神経を整えることに限って言うならば、塩分の摂取はさほど気にする必要はない。

高血圧の方は多少控えればいいが、健康であるならば、多少塩分が多くとも問題はないと考えてよい。

清涼飲料水、野菜ジュースもやめなさい

水分も普通に摂ってかまわないが、糖質の入った清涼飲料水はよくない。非常に早く血糖値を上げるためスイッチは入りやすいが、それだけ血糖値の乱れを招くことになる。野菜ジュースも同じで、手軽に野菜成分が摂れるというキャッチコピーで売り出されているが、かなりの糖質が含まれている。飲むにしても、糖質の少ないものを選ぶのがいいだろう。

また、疲れるとドリンク剤を飲む人もいるが、これもよくない。糖分が高いほか、カフェインなども含まれており、一時しのぎにはなるかもしれないが、自律神経への悪影響が大きい。

もっとも、あまりガチガチに考えると、かえってストレスになりかねない。私自身の糖質制限は厳密ではなく、いわゆる主食やスイーツを食べないというのが基本だ。朝は卵料理や野菜など。昼はハンバーグ2個とキャベツといった具合である。以前は、朝食にバタ

ーをたっぷり塗ったトーストを食べたりしていたが、今ではまったく食べなくなった。しかし、誰かと食事に行ったら出されたものを食べる。みなさんも自律神経が整ったら臨機応変に対応すればいいだろう。

糖質中心の生活をしていた28歳の男性

ここで実際に、オーソモレキュラーで治療した症例で見てみよう。

28歳の男性Aさん。動悸、頭痛、めまい、不安発作などが突然訪れるパニック障害と診断された。パニック症状が出るのは、どちらかというと午後に多い。緊張して発作が出るため電車に乗れないとのことで、これは先述したように大脳皮質から自律神経への条件づけがなされてしまったためである。

Aさんは、米やパンが大好きなほか、甘いものをよく食べて、最近になって体重が増えてきた。血液検査をしてみると、空腹時血糖値、ヘモグロビンは正常なため、糖尿病の疑いはなし。ただし、肝臓に関係するAST、ALTという数値が高く脂肪肝であるほか、悪玉コレステロール、中性脂肪の値も高い。

このデータだけを見ると、内科的な治療としては、肝臓を保護する薬、コレステロールと中性脂肪を下げる薬を服用し、カロリー制限の食事指導を行うことになる。実際に内科の主治医からは多くの薬が処方されていた。そして、訴えているのはパニック症状のため、心療内科で抗うつ薬や抗不安薬も処方されていた。

そんな状態だったAさんに私が立てた治療方針は、**「カロリーは気にしないでよいので、糖質を一切食べない」**というものである。糖質制限で減ったカロリーを補充するために、肉、魚、豆類などのタンパク質は遠慮なく食べてもらう。

また、検査データでわかった不足栄養素をサプリで補う。食事だけではタンパク質がたりないため、粉末状のプロテインを飲んでもらうほか、ナイアシン、ビタミンB群、ビタミンC、EPA（エイコサペンタエン酸）などを処方した。

22カ月にわたって経過観察した結果、しだいにAST、ALTの値が減り脂肪肝が改善。善玉コレステロールの値が増えたほか、中性脂肪も劇的に改善した。また、タンパク質をたくさん食べて適度な運動をしたため、筋肉量も増えてきた。これにより内臓脂肪が減り、血糖値を下げるインスリンもよく効くようになった。

また、**初診時に104kgあった体重は、22カ月後には82kg。パニック症状はなくなり、抗うつ薬なども不要となった。以前はよく風邪を引いていたそうだが、それも改善したと**いう。仕事にも集中できるようになり、月80時間の残業もこなせている。これらは適切な栄養素を補ったことで、自律神経が整ったためである。

過剰な脳内ホルモンが危険をもたらす

私は初診時、Aさんに「糖負荷検査」を実施してみた。糖負荷検査とは、空腹時に血糖値が一気に上がった状況を意図的につくり、その経過を観察するものである。

空腹時血糖値は80mg/dℓ台とまったく正常（基準値60～109mg/dℓ）。そこに75gのブドウ糖を摂ってもらうと、当然血糖値は上昇する。通常、60mg/dℓ程度の上昇があるため、80mg/dℓ台でスタートすれば、140mg/dℓくらいまでは上がる。

ところが、Aさんは240mg/dℓ台と、かなり高い値まで上昇した。本来、血糖値が200mg/dℓを超えると糖尿病と診断されるのだが、空腹時に検査するので見逃されるのだ。これだけ急激に血糖値が上昇するため、Aさんのインスリンは過剰に分泌され、

40㎎／dℓ台まで一気に低下した。したがって、糖尿病の疑いはないという結論になる。

しかし、問題がある。脳はブドウ糖とケトン体という物質をエネルギー源としている。そのため、ブドウ糖がこれだけ急激に下がるのは脳にとって危険であり、脳は体を守るために脳内ホルモンを使用して血糖値を上げようとする。

実際、これだけ急激に血糖値が低下すると、アドレナリン、コルチゾール、グルカゴン、副腎皮質刺激ホルモン、成長ホルモンなど、血糖値を上げるホルモンが急激に増えることが知られている。

この中でも注目したいのは、アドレナリンとコルチゾールである。この2つが血糖値を上げる中心的な役割をするのだが、本来はストレスに対抗するためのホルモンである。つまり、米やパンを食べるたび（血糖値が上がるたび）に、ストレスを感じたときに出すべきホルモンが出てしまっていた。

これらのホルモンが必要なときに必要なだけ分泌されるためには、1日に何度も出していてはいけない。そのコントロールがうまくいかず、不用意に出してしまうことで、本当にストレスが高まったときに対抗できなくなるのである。

そのため私は、タンパク質や脂質は摂ってもよいという指導をした。

タンパク質や脂質を摂っても血糖値は上がらないため、肉や魚をカロリー源とする。ただし、血糖値を上げる米、パン、麺などの糖質は一切控えてもらったのである。

そうすると、血糖値が上昇しない生活になる。血糖値が上昇しなければ、それを下げるインスリンもあまり出ないということなので、血糖値は急激に下がらなくなる。血糖値が下がらなければ、低血糖値を補うアドレナリンなども不用意に出なくなる。**結果的に、正常なストレス耐性を取り戻し、パニック症状が治まった**わけである。

なお、20kg以上もやせたのも、糖質を控えたからである。インスリンは血糖値を下げると同時に、脂肪を合成する。したがって、糖質を控えてインスリンが出なくなると、それだけ脂肪の合成も減るため、自然とやせていくのである。

グルテンフリーも自律神経が整う食事法のひとつ

小麦（グルテン）を避けるのも効果的

糖質制限に加え、近年は「グルテンフリー」の食事を実行している人も増えてきた。グルテンフリーとは、小麦由来の糖質制限と考えてもらえればいいだろう。

グルテンは、小麦などに含まれるタンパク質の一種だ。小麦粉そのものに含まれているのはグリアジンとグルテニンという2種類のタンパク質だが、そこに水を加えると双方がからみあい、粘りや弾力性のあるグルテンになる。つまり、グルテンは小麦から人工的につくられたタンパク質なのである。

小麦はパン、ピザ、うどんなどのほか、ケーキ、クッキーなどにも使用されている。餃子の皮や中華まんの皮も小麦だし、麦茶、ビールなどの原材料ともなる。意識しなくても、私たちは意外に多く小麦＝グルテンを摂っているのである。

そもそもグルテンフリーは2010年代前半にアメリカでブームとなったダイエット

法として知られているが、もともとはグルテンにアレルギー反応を示す「セリアック症候群」の人のための食事療法であった。

セリアック症候群とは、グルテンに反応して起こる免疫疾患の一種で、本来の免疫システムが誤作動を起こして、自分自身の体を攻撃し、炎症などの症状が起こったりするものだ。

このセリアック症候群以外の人が、グルテンフリーを試したところ、様々なメリットがあることがわかってきた。主なメリットを挙げると次のとおりだ。

- お腹の調子が整う
- アレルギー症状が軽減する
- イライラやうつが軽くなる
- ダイエットにもいい

欧米では、パンをはじめとして小麦関連の消費量が多いことから、一大ブームになり、プロテニスプレーヤーのジョコビッチ選手をはじめとしたアスリートから一般の方まで食生活に取り入れるようになった。

たしかに小麦は多くの食品に含まれ、おいしいためつい摂ってしまいがちになるが、じつは腸の環境を悪化させる可能性がある。また、グルテン過敏症、グルテン不耐性というアレルギー疾患が出る恐れもある。腸の免疫システムがグルテンによって破たんし、過剰な反応を示すためだ。

このような状態になると腸の粘膜がダメージを受けることになり、糖質の摂取による血糖値の上昇がさらに強くなる可能性がある。つまり少量の糖質でも血糖値の乱高下が起こり自律神経のバランスが乱されることになるのだ。

グルテンは、腹部の膨満感や消化不良を起こしやすい。その程度の症状であればまだいいが、集中力の低下、イライラなどの自律神経症状、アトピー性皮膚炎、ぜんそく、鼻炎などじつに多様な症状を引き起こす。しかも、それがグルテンによるものだとは気づきにくいためたちが悪い。

治りにくい何らかの症状が出ている人は、完全なグルテンフリーは難しくても、意識的に小麦由来の食品を抜いてみると改善があるかもしれない。

さて、ここまで見てきたとおり、自律神経を整える食事は、血糖値を安定させるために、糖質をコントロールして、糖に依存しない体質をつくること、ケトン体を活用することが重要になる。

もちろんこれだけでも、自律神経は整いだすが、まだ完璧ではない。次章からは、腸から自律神経を整えるための食事で大事なポイントを見ていきたい。

第3章

腸を整えると不調は治る

腸に問題があると、自律神経は乱れる

腸内細菌の乱れが自律神経を脅かす

先にも述べたとおり、多様なホルモンは脳内だけでなく、腸内でつくられている。ドーパミン、セロトニンなどは腸内細菌によってもつくられるのだ。そのため、腸内細菌のバランスが崩れると、やはり自律神経への影響が出てくる。

特にセロトニンはストレスに対抗したり、自律神経の調整をしたりするが、脳でつくられるのはわずか5％以下にすぎない。90％以上は腸でつくられているのだ。

脳内でつくられるセロトニンは原則として脳内で調節されており、ストレスに対抗したり、睡眠のリズムをとるメラトニンの材料になったりしている。

一方、腸ではストレスを感じるとセロトニンが合成されるのだが、それによって蠕動運動がとても盛んになる。すると、食べた物があまり消化されず、下痢としてどんどん排出する働きが起きる。

ちょっとした緊張ですぐに下痢をしてしまう過敏性腸症候群（ＩＢＳ）の患者さんは、この働きによって症状が出ている。

これはストレスに対抗するためのセロトニンの働きによるもので、これ以上ストレスを感じたり、毒素などが入ってきたりしないように、できるだけ早く腸内のものを出してしまおうという防御反応なのである。

また、ストレスに対抗するホルモンとしてもうひとつ、コルチゾールというホルモンがある。ストレスを感じたとき副腎から分泌される。

腸内細菌のいない無菌マウスと、正常な腸内細菌のマウスに同じストレスをかけた実験を見ると、腸内細菌のいないマウスは正常なマウスの倍以上もコルチゾールが分泌される。逆に言うと、腸内細菌のいるマウスは、それだけストレスを吸収する力が強く、体の反応が少なくてすむわけである。

もうひとつ、免疫に関与する免疫グロブリンＡ（ＩｇＡ）という物質の分泌を調べた実験がある。こちらは人間による実験である。

それによると、５分間ゆったりした刺激を与えたときは、１時間ほどでＩｇＡがつくられ、また１時間ほどで基準値くらいまで下がった後、またしだいに上がっていく。

一方、5分間怒りの刺激を与えると、やはり1時間ほどで少ない量のIgAがつくられるが、その後一気に基準値を下回り、なかなか元に戻らない。

じつは、IgAは腸の粘膜を防御するとても重要な役割を担っている。腸粘膜だけでなく全身の鼓膜でも同様の変化が起こるので、IgAがたりなくなると、鼻炎になったり、風邪を引きやすくなったりする。つまり、怒りのようなマイナスのストレスは腸粘膜の働きを低下させ、免疫力を下げることになるのである。

改善したい腸とストレスの悪循環

ストレスを感じると腸に影響があるというのは昔から知られており、「腹の虫が治まらない」など、その様子を表したことわざなどはたくさんある。逆に、あれこれ考えずに覚悟を決めることは「腹がすわる」という。

そのような精神性と腸の関係が科学的に解明され始め、**自律神経が乱れると腸の粘膜や腸内細菌のバランスが悪くなり、悪玉菌が増える**ことがわかってきた。

たとえば、宇宙飛行士は長時間狭い船室に閉じ込められるため、かなりのストレスを受ける。そこで、閉鎖訓練時の便を調べたところ、バクテロイドという菌の異常な増加が見られた。
あるいは、阪神淡路大震災の被災者の便を調べたところ、カンジダ（カビ）や、シュードモナスという悪玉菌が増えていたという。悪玉菌が増えると、相対的に善玉菌は減ってしまい、腸内細菌のバランスが乱れる。

ようするに、腸内細菌のバランスが乱れると、ストレスへの抵抗力が落ちたり、自律神経のバランスを整えるセロトニンの合成バランスが悪くなったりする。それによって、また腸内細菌のバランスが乱れるという悪循環に陥る可能性が高まってくるのだ。

特に自律神経失調症では、アドレナリンによって作動する交感神経が刺激を受けると、腸内にノルアドレナリンが分泌される。

ストレスによって腸でつくられるノルアドレナリンは、ストレスホルモンと言われ、悪玉菌の病原性を強めるということがわかっている。

また、腸内には、普段はいいことも悪いこともしない日和見菌《ひよりみ》がいるのだが、この菌はノルアドレナリンの受け口をもっている。そのため、ノルアドレナリンを受け取って悪玉菌となり、普段はおとなしい大腸菌までも凶暴化することが知られている。その攻撃で免疲力が落ちるほか、神経伝達物質のバランスをさらに悪くしてしまう。

このように自律神経失調症の治療・防止には、腸内細菌のバランスを整えることが非常に重要なのだが、いくら腸内細菌を整えても、腸の粘膜（壁）が弱まると結局悪い物質・情報が体内に入ってくる。

腸内細菌を整えること、粘膜を丈夫にすることの両方を心がける必要があるのだ。

自律神経は腸が鍵になる

腸は「第2の脳」である

「腸は第2の脳」という言葉を聞いたことがあるだろうか。腸は脳からの指示を介さず独立して活動でき、独自の神経ネットワークをもっていることから、そう呼ばれるようになった。脳からの司令がなくても動く器官ではあるが、この腸と脳は自律神経やホルモン、神経伝達物質を通して互いに影響を与え合っている。

こういった脳が腸に影響を与え、腸が脳に影響を与えることを**「脳腸相関」**という。たとえば、ストレスを感じるとお腹が痛くなったり、不安を感じるとトイレに行く回数が増えたりする。これは自律神経を介して、腸にストレスを与えているからだ。

このように腸がストレスを受けると、脳が不快を認識し、さらに脳が腸へホルモンや神経伝達物質、自律神経を通じてまた消化器官に働きかけているのだ。

また、うつ病をはじめとする、精神症状に対して処方される薬の多くは、脳内のセロトニン、GABA、ノルアドレナリン、グルタミン酸などの神経伝達物質の代謝に影響しているのだが、それら**神経伝達物質のほとんどが腸にも存在しており、じつは腸にある量のほうが脳にあるものよりもはるかに多い**のだ。

これらのことから腸は第2の脳などと呼ばれている。

さて、ではなぜこんな話をしたのかと言えば、脳腸相関が自律神経と深く関わっているからだ。自律神経失調症は、過度なストレスや血糖値が不安定になることで、ホルモンや神経伝達物質の不和を起こし、生まれるものである。つまり、心の問題は、腸に問題がある場合が多いのだ。

逆に言えば、**腸内環境を整えることで、自律神経が整いやすくなる**のである。

ではどのようになると腸が自律神経を乱していくのかを、具体的に見ていこう。

脳腸相関とは？

脳が腸に影響を与え、腸が脳に影響を与えること。この腸と脳が密接に関わり影響を与え合うことから腸は「第2の脳」と呼ばれる。

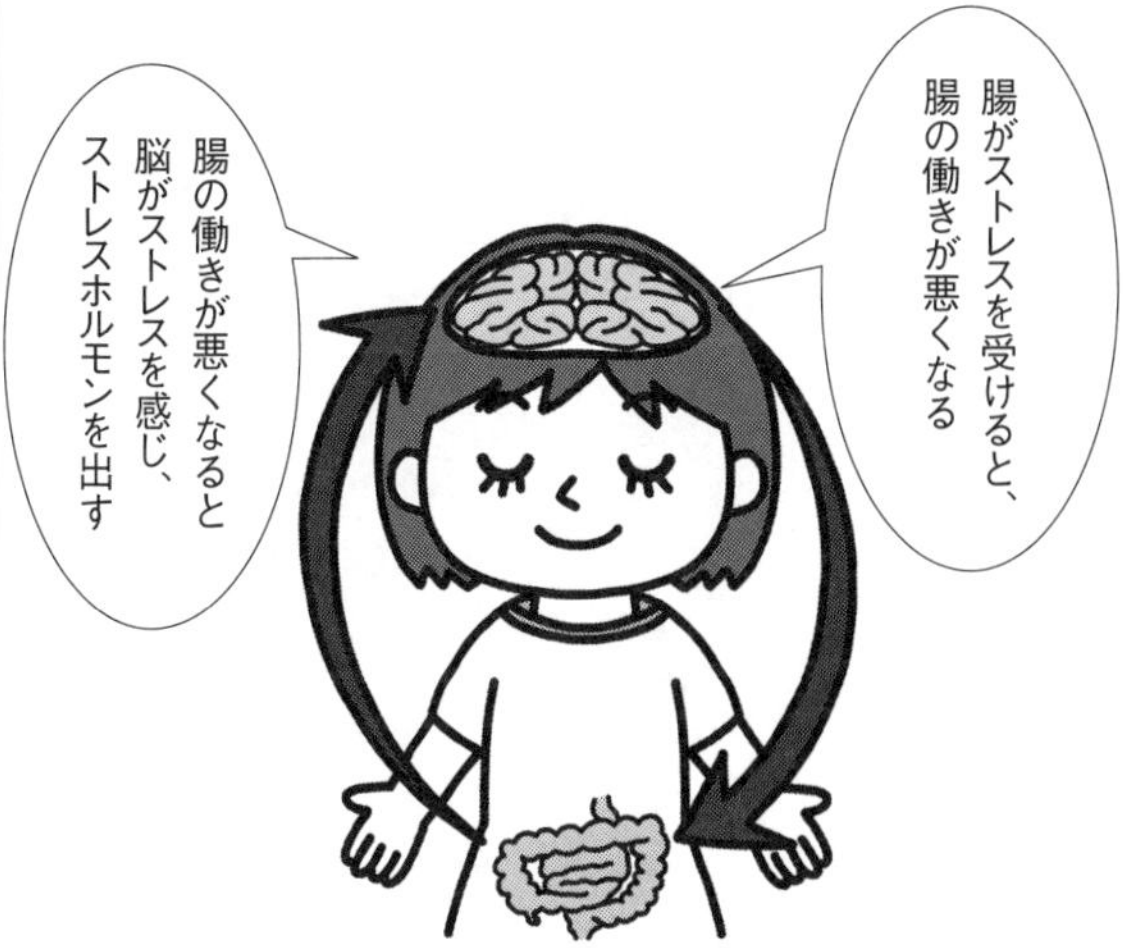
腸がストレスを受けると、腸の働きが悪くなる
腸の働きが悪くなると脳がストレスを感じ、ストレスホルモンを出す

逆に腸を正常にすると
脳のストレスホルモンが抑制され、
ストレスが軽減し、自律神経も整う。

腸が整うと、心の不調も改善する

リーキーガット症候群

増加する腸漏れする人々

近年、リーキーガット症候群という疾患が注目されている。

リーキーガットとは、Ｌｅａｋｙ（漏れる）、Ｇｕｔ（腸）なので、日本語訳では**腸管壁浸漏症候群**や**腸漏れ症候群**などと言われる。

腸壁は網の目状になっており、健康体であれば網の目は細かく締まった状態なのだが、その腸壁の網の目が粗く広がってしまう状態を指す。

もう少し詳しく説明していこう。

そもそも腸に限らず、人体の消化管はひとつの管であり、食べ物が入ってきたらできるだけ細かい分子に分けて吸収させている。この分子のサイズが大きいと、アレルギーなどいろいろな問題を起こすため、タンパク質であれば基本的にはアミノ酸に分解して吸収を行う。糖質にしても一気に吸収し血糖値が急激に高まるのを防ぐために、ゆっくり体に入

リーキーガット症候群とは？

別名で「腸漏れ症候群」と呼ばれる、腸壁の網目が広がり、通常は侵入を許さない有害菌や未消化の物質が侵入しやすくなる状態。

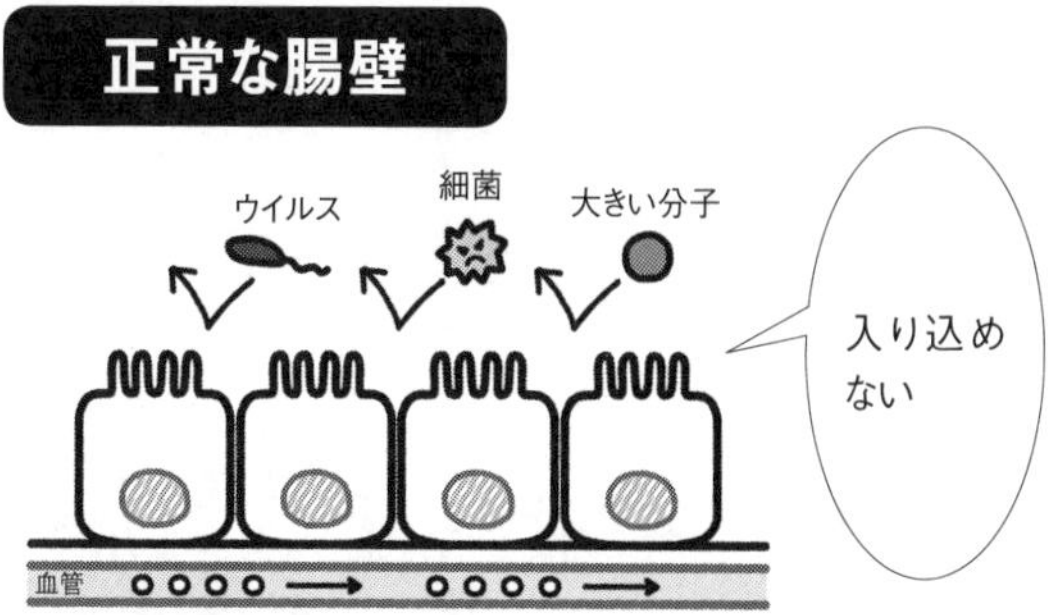

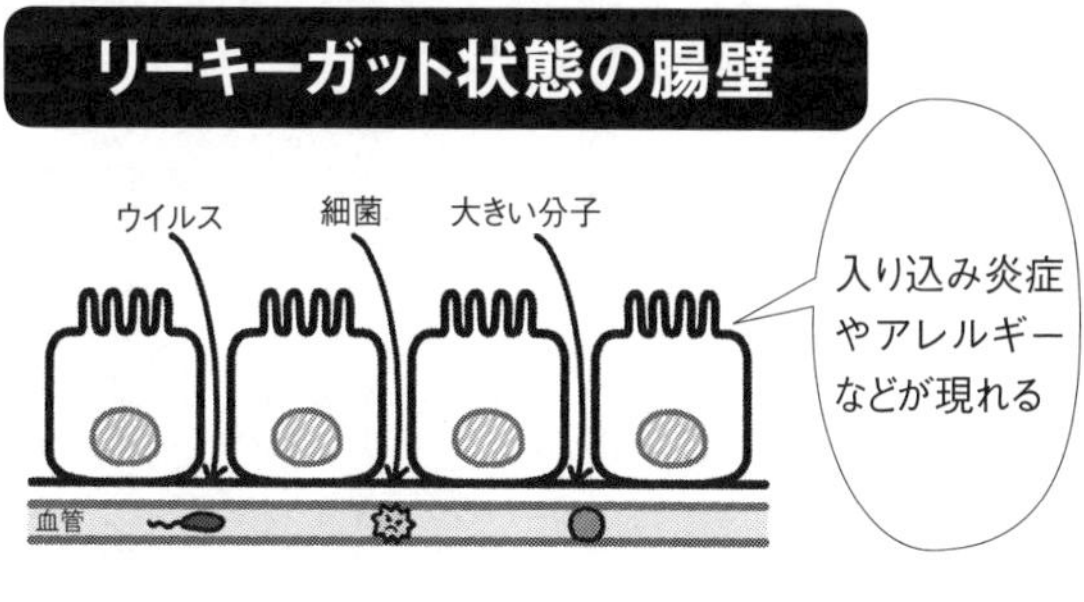

腸壁が緩むと、自律神経は乱れやすくなる

れて、血糖値スパイクをつくらないようにさせている。

人体には最初からこのような仕組みが備わっているのだが、このような調節をうまくいかなくしてしまうのがリーキーガット症候群だ。**腸というザルの目が粗くなる疾患**と考えてもらえればいいだろう。

正常な腸であれば、腸の粘膜のザル状の目が細かいため、大きな物質を通さず、しかもゆっくり吸収される。スポーツ飲料などには吸収の速さを謳う商品があるため、吸収は速いほうがいいと思っている人も多いのだが、それは誤りである。**本来、吸収はゆっくりのほうが望ましいのだ。**

ところが、リーキーガット症候群になると、本来入るべきではない大きな物質が、速く吸収されてしまう。つまり、タンパク質が分解されないまま体に入り、アレルギーなどの原因となる。また、それでは必要なアミノ酸も吸収できない。

糖質にしても急速に吸収されるため、血糖値スパイクが起きやすい。すると、血糖値を下げるためインスリンが急速に分泌され、それがアドレナリンなどの神経伝達物質を出して自律神経を乱す引き金になる。

つまるところ、リーキーガット症候群は、腸壁のバリアが破綻する疾患だ。ザルの目を正常に保つには、腸壁を丈夫にすることが大事になる。

では、リーキーガット症候群はどのようにしてできるのか。主な原因は次のようなものである。

- グルタミン、ビタミンA、D、B群などの栄養欠乏
- 糖質の過剰摂取
- 過度の飲酒
- カンジダや有害細菌の増加
- 抗生物質の多用

ザルの目を粗くする原因はいくつかあるが、中でも問題なのは食生活の乱れである。糖質の摂りすぎや、過度なダイエットや偏った食事などによる栄養不足、飲みすぎなど、食生活が乱れると、リーキーガットになりやすい。

特にお酒を飲みすぎる人は、要注意だ。

アルコールは腸壁のみならず血管壁の透過性が高まり、普通なら通り抜けない物質が箇

単に行き来できるようになる。イメージしやすいように言うと、お酒を飲んだ翌日むくみの症状が出ることがあるが、これはアルコールによって血管が膨張し、透過性が亢進（高まる）することで、血管内壁から水分が漏れ出すことが一因になっている。

それと同様に、**アルコールで腸壁も漏れやすくなる**。アルコールの透過性亢進により、腸内バリアの網の目が広がり、腸粘膜のバリアが壊れると、細菌やアレルギーの原因となる抗原などが入り込み、炎症などの様々な症状が現れてしまうのだ。

腸壁を丈夫にするために重要なのは、腸にとって有害な環境を改善し、腸内細菌のバランスを正常に保つことだ。過度なアルコール摂取は控えるべきである。

また、グルタミンというアミノ酸、ビタミンA、ビタミンDなど、必要な栄養素を十分に摂ることも重要だ。特に**ビタミンDは、広がってしまった腸の結合を強める作用があるため**、非常に有効である。

リーキーガットの見分け方

▌食物アレルギーが多い人ほど要注意?

リーキーガット症候群は、じつは日本の医師にすら、まだ浸透していない。自律神経失調症の代表である過敏性腸症候群などの中で「腸の不調」として含まれているような状態だ。何らかの原因で腸の粘膜が荒れた状態にある人、といった感じである。

そのため、リーキーガット症候群と診断されたことのある方は、日本ではまだほとんどいないはずだ。

仮にリーキーガット症候群と診断されても、腸漏れそのものが不調の根本原因ではない。腸漏れの原因となるカンジダ(カビ)、糖質の過剰摂取、抗生物質の多用などを改善しなければ意味がない。

リーキーガット症候群の診断には、特殊な検査を行い、血液や尿中に炎症成分が含まれているかをたしかめる。あるいは、特殊な食物アレルギー検査をしてみると、多くの食材にアレルギー反応が認められるのも特徴である。

そもそもアレルギーとは、過剰に起こる免疫反応のこと。免疫とは、人の体にとって害があるものを排除する大切な反応だが、アレルギーでは本来は無害なものにまで過剰に反応し様々な症状を引き起こしてしまう。

このアレルギー反応の引き金となる物質を抗原（アレルゲン）といい、食物以外にもホコリやダニ、動物の毛、花粉などがある。

さて、一般的な食物アレルギーは、次の2つがある。

■ＩｇＥアレルギー（即時型アレルギー）

■ＩｇＧアレルギー（遅延型アレルギー）

一般的な食物アレルギーはＩｇＥアレルギー（即時型アレルギー）と言われ、たとえば大豆やそばなどを食べると蕁麻疹《じんましん》が出たり、ぜんそくになったりと、すぐに症状が現れるアレルギーを指す。

一方、ＩｇＧアレルギー（遅延型アレルギー）と言われるアレルギーがあり、これはゆっくり現れる上、症状も決まっていない。そのため、食べ物が原因とわからないことが多い。

以前、体調不良の子どもに96種の食材を使ってIgGアレルギーの検査をしたところ、乳製品、卵、豆類、グルテン、ゴマなど多くの食材にアレルギー反応が見られた。

これだけ多くの食材にアレルギー反応が見られるのは、腸の粘膜が弱くなり、大きな分子のまま体内に入ってしまっていることが原因と考えられる。つまり、リーキーガット症候群を示唆する証明となるわけだ。

逆に言うと、腸の環境を整え、腸壁を正常に戻してあげれば、これらのアレルギー反応も消えてしまう。

たとえば、大豆を食べたとき、大豆の性質が3つくらい数珠つなぎのまま体に入ってしまうと、それを大豆と認識してアレルギー反応が起きる。しかし、腸の粘膜が正常な状態であれば、一つひとつの分子（アミノ酸）の数珠を細かく分解してから体に入れてくれるため、何を食べても大丈夫になるのである。

食べる回数を減らしてみる

一般的なアレルギーの治療では、アレルゲンを除去することばかり指導される。たとえば、卵アレルギーなら抗原となる卵を食べない、ダニアレルギーなら掃除をよくする、などだ。

ＩｇＧアレルギーをよく理解していない医師は、反応したもの全部を除去させることもあり、食べるものがなくなってしまう患者さんもいるくらいだ。

ＩｇＧアレルギーの検査は、一般的な病院ではまだ行われていないが、インターネットで検査キットを購入できる。そのため、子どもの母親らがその結果をもって小児科医を訪ねたところ、反応が出たもののすべてを除去させたため、子どもが栄養失調になったという事例もあった。

そのため日本小児アレルギー学会は、ＩｇＧアレルギー検査はエビデンス（医学的な証明）がないため、信用すべきではないとの公式発表を出した。

しかし、これはまったくの見当違いである。アレルギー反応が出るのは腸の粘膜が弱くなった結果なので、ただ食材を避けるのではなく、腸を丈夫にすべきという情報であることがまったく理解できていない。

ただし、自律神経や腸の悪化が見られる人で、小麦（グルテン）と乳製品（ガゼイン）にＩｇＧアレルギーの反応が出ている人は、腸の粘膜を荒らしてしまうためこの2種類は厳密に摂取を控えなければならない。

他方、卵や豆類にアレルギー反応が見られても、ちょっとした注意をすれば除去する必要はないことが多い。そこで、卵、大豆、ゴマなどが含まれた食材は週4日にとどめ食べない日を必ずつくるという方法だ。


もっとも、ＩｇＧアレルギー検査は数万円かかるため、手が出ない人もいる。

そこで、手軽にできる方法をご紹介しよう。

自律神経の乱れや腸の不調を感じたら、2週間小麦と乳製品を抜いてみるのだ。

腸が弱まっていると、食べすぎでアレルギーになるケースもあるため、毎日食べているものがあったら、週3回か4回にしてみるのもよい。特に冷蔵庫によく入っている乳製品、納豆、卵である。

牛乳、チーズ、ヨーグルトなどの乳製品は、日本人にはあまり合わないというのが私の見解である。ヨーグルトは乳酸菌の摂取を目的に多くの人が食べているが、それよりもガゼインの悪影響のほうが大きい。

乳酸菌を摂りたいならば、発酵食品を食べたほうがいいだろう。あるいは、市販の乳酸菌などを飲んでもよい。

なお、肉や魚もほとんど毎日食べるかもしれないが、肉は牛、豚、鶏と種類がいろいろだし、同じ魚ばかり食べる人はあまりいないだろう。そのため、結果的に毎日食べることになっても、アレルギーにはなりにくい。

腸内環境を整えるために注意すべきこと

腸内細菌「カンジダ」に注意!!

先にリーキーガット症候群の原因のひとつにあった有害細菌を見ていこう。

腸内の環境を悪化させる原因として、カンジダも意外に多い。

カンジダというと性病が思い浮かぶ方もいるだろう。たしかに、膣カンジダや性器カンジダといって女性に現れやすいもので、性行為の際に感染するイメージがあるかもしれないが、それは正しくない。

カンジダは、カンジダ属の真菌、つまりカビ菌の一種である。カンジダは常在菌のひとつと考えてもよいかもしれない。

つまりカンジダがいても健康に影響がないことも多い。ところが腸の粘膜にカンジダが感染していると多くの問題を引き起こす原因になる。また普段は悪さをしないカンジダも免疫が落ちると活性が上がり、症状を引き起こすことにもなるのだ。

カンジダの活性を上げる原因は、ストレスだけではなく、抗生物質の使用、糖分の摂取、甘い果物を食べることなどである。

そもそもなぜ、カンジダに注意が必要なのか？

それは、**カンジダをもっている人が糖質を摂ると、腸の粘膜を荒らすだけでなく「アセトアルデヒド」をつくってしまう**ことがあるからだ。これはアルコールの代謝産物で、二日酔いや悪酔いなどの原因にもなる毒性のある物質である。

そのため、腸内にカンジダがいる人は、炭水化物を食べると酒に酔ったようないい気分になるケースがある。炭水化物に依存している人の中には、腸にカンジダがおり、発酵したアルコールそっくりな代謝産物に依存していることもありうるわけだ。

肝臓はこの毒性を無害化するためにアセトアルデヒド脱水素酵素（ＡＬＤＨ）という酵素をつくりだすわけだが、カンジダがいる状態で糖質を摂り続ければ、ずっと働き続ける肝臓に負担がかかり、本来肝臓が行う大切な機能が損なわれることになる。

また、女性の場合、風邪を引いたときなどに抗生物質を服用すると、膣カンジダになりやすいことがよく知られている。膣カンジダの女性は、腸にもカンジダがいる可能性が非常に高い。

もちろん、男性も腸にカンジダがいる人はおり、お腹の調子が悪い、疲れやすい、貧血といった症状が見られる。貧血になるのは、カンジダは鉄を好み、摂り込んだ鉄を横取りするため鉄が不足することが原因として考えられる。

口の中にカンジダがいる人も意外に多い。それを飲み込んで、胃の酸が弱いと、腸まで入ってしまうことは少なくない。

カンジダを退治するために、医療現場では強い抗真菌剤が使われる。カンジダなどの真菌類は、薬剤耐性をつくりやすいことが知られている。水虫が薬を使って治ったと思っても再発し、そのときには以前の薬が効かなくなることがあるが、それがカンジダのもつ薬剤耐性というものだ。

カンジダの対策は、できるだけ数を減らしておとなしくさせ、腸や膣の粘膜で悪さをさせないようにすることが大切だ。そしてここでも粘膜を丈夫にすることがカンジダの影響をなくすために重要なアプローチになる。

思考力、やる気を低下させる「クロストリディア神経毒素」

また、腸内細菌由来の注意すべきものとして、クロストリディア菌からつくられるクロストリディア神経毒素と言われる物質もある。クロストリディア菌は腸にもともといる悪玉菌の一種。腸の粘膜が丈夫で腸内環境がよいときには勢力が弱く、悪玉菌であっても悪影響はないのだ。

ところがこの菌は、カンジダなどと同様に、抗生物質への抵抗性がとても強い。腸内細菌はいつも勢力のせめぎ合いをしているのだが、抗生物質を使用すると、ほかの菌が殺される代わりに、カンジダが元気になりクロストリディア菌が増殖しクロストリディア神経毒素が増えてしまう。

それにより、お腹の不調だけでなく、思考が鈍る、やる気がなくなる、集中力がない、筋肉がこわばる……など多彩な不定愁訴を引き起こすことになる。

そのほかの物質としては、グリアドフィン、カソモルフィンなどだ。

これらは小麦や乳製品を消化吸収するときにつくられることがある代謝産物で、ときに脳に影響しクロストリディア神経毒素と同様の作用をする。

グリアドフィンはグルテン、つまり小麦やライ麦のタンパク質から出てくる。カソモルフィンはガゼイン、つまり乳タンパクから出てくる物質である。

このような意味からも、自律神経を整えたい、あるいはお腹の様子を見ようという場合には、しばらくグルテン（小麦製品）とガゼイン（乳製品）を抜いて変化を見るとよい。心身の改善を実感することがあれば、グルテンなし、ガゼインなしの食事（GFCFダイエット）によって頭も体もすっきり感が出てくることが多い。

グルテンやガゼイン、あるいはカンジダやクロストリディア菌などが脳に影響をもたらしているとき、心が優れないときの有名なフレーズとして「フォギーマインド」、つまり霧がかかったような気持ちとよく表現される。

そんな患者さんはGFCFダイエットによって、すっきりと気分が晴れた感じがしたり、何となく体の節々に感じる重さや痛みなどが取れたりすることがあるのだ。

腸内細菌を正常に保つには、安易に抗生物質を使わないこと。また、カンジダの疑いがある場合は、すぐに受診をお勧めしたい。あるいは、糖質制限をすると腸内の悪玉菌やカンジダは元気がなくなり、腸内環境が整えられるのである。

抗生物質のリスク

これは余談だが、抗生物質のリスクは理解しておいてほしい。

風邪を引いた程度で抗生物質を使用することは慎まなくてはならない。先にも述べたとおり、抗生物質とは細菌性の感染症を抑える（悪い菌を殺す）薬であり、ウイルスが原因の風邪には効果がない。細菌性の肺炎や腸炎などには効くが、一般的な風邪に使用しても意味はない。

また、副鼻腔炎、蓄膿症、中耳炎などは細菌性なので効果はあるが、子どもへの使用は十分に注意する必要がある。

多くの自閉症や発達障害と言われる子どもを診察するが、**2歳時に中耳炎と診断され、2週間ほど抗生物質を飲んだら言葉が発達しなくなったといった例がある**ほどだ。

腸が生み出す使えるホルモン

食欲抑制ホルモン「ペプチドYY」

では腸内環境をよくするにはどうすればいいか、を見ていこう。

腸内には、腸内細菌が共存している。悪玉菌と呼ばれる腸内細菌も常に腸内で共存しているのだ。腸内環境を整えるために、乳酸菌やビフィズス菌を服用することばかりが注目される。

ところがこれまで述べたように、腸の粘膜を丈夫にすることは、善玉菌を補充することよりもときに重要で効果的な方法なのだ。

健康な腸は、粘膜の細胞と細胞の結合は**「タイトジャンクション」**と呼ばれ固く結合されている。そのタイトジャンクションのおかげで、有害な物質が腸をすり抜けて体内に入らないようになっている。そしてタイトジャンクションがしっかりしていると食欲もコントロールされることがわかった。

腸の粘膜がタイトに結合されていると、食べ物が入ったときに消化管からペプチドYY（PYY）が分泌される。**ペプチドYYは食欲抑制ホルモン**である。これが分泌されると、少量の食事でも満足感が得られるようになっている。つまり、過食傾向にならないわけだ。

逆に言えば、**食欲をコントロールできない、過食の傾向があるという人は、このペプチドYYホルモンが出ていないという可能性がある。**自律神経が整っていない人ほど、糖質やジャンクフードの摂取を好み、食欲のコントロールがつかないことが多い。これはペプチドYYがあまり出せていない、つまり腸の粘膜が弱くなっており、網の目が広がっていることを示唆している。

このペプチドYYを増やすには、タイトジャンクションを復活させることと、有酸素運動が効果的である。

タイトジャンクションを復活させるためには、ビタミンDが必須の栄養素だ。ビタミンDは腸粘膜のタイトジャンクションを保つだけでなく、腸粘膜から分泌され悪玉菌の活性を下げる抗菌タンパクの合成も促進させる。つまりビタミンDは腸内細菌のバランスを保ち、粘膜を丈夫にする両方の作用をもつのだ。ビタミンDが十分にあり腸粘膜のタイトジャンクションが保たれると、食事の摂取によりペプチドＹＹが分泌され、適当な食事量で食欲が抑制され過食を防ぐことが可能になる。

そして**ペプチドＹＹは、有酸素運動によって血中量が増える**ことが確認されている。つまり満腹感がなくても適量と思われる食事をしたならば、すぐに散歩やウォーキングなどをして動くとよい。それにより、ペプチドＹＹが分泌され動いているのに満腹感を感じ食欲が落ち着く。さらに食直後の運動は、インスリンの分泌を必要としないで血糖値スパイクを防げるため脂肪合成が刺激されずダイエット効果は満点である。

やり方としては、箸を置いたらすぐに散歩を始め、大きく手を振ったり、足を上げたりして20分程度歩く。すると、しだいに満腹感が出てくるはずである。

「食べてすぐに横になると牛になる」と昔から言われるが、実際に食べてすぐに横になると、またお腹が空くのである。そして、そのまま眠ってしまうと、脂肪が蓄積され、肥満の元にもなる。

「食べたらすぐに歩く」という習慣を身につけてみてほしい。

インスリン分泌を促す「GLP-1」

もうひとつ、腸の粘膜から分泌される「GLP‐1」と言われるものがある。

これは体に入った炭水化物を腸の粘膜が認識して分泌される物質で、膵臓からのインスリン分泌を促進して、血糖値をあまり上げないようにしてくれる。

ちなみにこのとき、脳は一切関与していない。腸には炭水化物が入ったことを認識できる力が備わっており、まさしく「第2の脳」の本領発揮である。

少し詳しく説明すると、まずは体に炭水化物が入ると血糖値が上がる。すると腸はGLP‐1を分泌して膵臓からインスリンを出させて血糖値を下げる。いつまでもインスリンが出るのは好ましくないため、GLP‐1を消したい。

そこで今度は「DPP‐4」という酵素を出して、GLP‐1を消すというサイクルで動いている。

糖尿病の治療では、この仕組みを利用してDPP‐4の働きを阻害する薬がよく使われている。DPP‐4の働きを抑制すれば、GLP‐1がいつまでも分泌されるため、インスリンもたくさん出てくる。そのため、血糖値が下がるというわけだ。

しかし、人体は炭水化物が入ってきたときにだけＧＬＰ－１を出して、すぐに消すと仕組まれているわけだから、それを妨害してインスリンをだらだら出すのは非常に問題がある。インスリンの出すぎで血糖値が下がると、よけいなホルモンを分泌させたり、脂肪を合成したりしてしまう。

ということは、糖尿病の患者さんは何をしたらよいか？　それは次の３つだ。

①腸の粘膜を丈夫にしてＧＬＰ－１がたくさん出るようにし、自然なインスリンの分泌を促すこと。

②同時にペプチドＹＹがきちんと分泌されて、食欲を抑制すること。食べたらすぐに動いて血糖値スパイクを予防すること。

③血糖値を上げる糖質を控える。

これらが極めて重要である。

最近の研究では、腸内細菌のバランスが思考や行動にまで影響を与えているという可能性が示唆されている。うつ傾向が見られるマウスと、積極的なマウスでは、腸内細菌のバランスが異なっている。そこで、積極的なマウスの腸内細菌を無菌マウスに移植すると、そのマウスも積極的になる傾向が見られたという。

従来の考え方は、腸内細菌の乱れが粘膜の悪化を招き、リーキーガット症候群などになると脳へ悪影響が及ぶというものだった。

しかし、この実験結果を見ると、腸内細菌のバランスがもっと直接的に思考や行動へ影響を与えることがわかってきたと言えるだろう。

腸の悪化が肝臓などの炎症につながる

栄養不足による腸粘膜の弱体化、お酒の飲みすぎ、抗生物質の乱用。これらにより腸の働きが低下するとどうなるかをもう一度まとめておく。

まずはタイトジャンクションが緩んでしまい、体内にアレルギーや炎症をつくる原因物質が侵入してくる。あるいは、腸内細菌そのものも粘膜の内部に入ってくる。いわゆるリーキーガットの状態になる。

すると、ペプチドＹＹの分泌が低下し、食欲のコントロールができなくなる。あるいは、ＧＬＰ‐１の分泌も低下するため、インスリンが出にくくなり、普段と変わらない量の炭水化物でも血糖値が上がりやすくなる。

また、腸から侵入した異物は肝臓、筋肉、脂肪、自律神経の根本などに炎症を起こす。中でも肝臓は、腸のトラブルが起きると最初に毒素が到達するため、大きな影響を受けてしまう。

肝臓は体内の解毒が大きな役割だが、リーキーガットになると毒素が入りやすくなる上、炎症によって解毒もしづらくなるわけだ。

筋肉に炎症が起きると、自覚症状としてはこわばりを感じたり、節々の動きが弱まったりする。当然、力を出しにくくなることもある。

また、筋肉は血糖値をコントロールする中心的な役割を担っている。筋グリコーゲンという物質をためて血糖値の上昇を抑えてくれているが、その働きも弱まるため血糖値のコントロールもますますしにくくなる。すると、それが自律神経のトラブルにつながるという悪循環を生む。

脂肪細胞は従来、余分なカロリーを蓄えるだけと思われてきたが、じつは炎症にも深く関係していることがわかってきた。脂肪細胞そのものが拡張することにより「サイトカイン」と呼ばれる様々な物質を分泌する。このサイトカインにより全身の炎症が引き起こされ、自律神経にも影響しさらなる悪循環につながってしまうのだ。

ここまで見てきたとおり、タイトジャンクションが緩み腸壁バリアが壊れると、様々な問題が起きてくる。腸粘膜を弱らせないためには、先にも述べたとおり、抗生物質などを極力使わず、腸内細菌をバランスのいい状態にもっていくことが大切になってくるのだ。

腸内フローラ

▌善玉菌を増やす食事で、悪玉菌は減る

腸内環境、腸内細菌などの話題で、近年「腸内フローラ」の注目度が高まっている。「フローラ」とは「お花畑」という意味で、同じ種類の腸内細菌がまとまって腸壁を覆っている様子を表した言葉だ。腸内細菌は、大きく3つに分けられる。

▌体にとっていい働きをする「善玉菌」（乳酸菌、ビフィズス菌など）
▌体にとって悪い働きをする「悪玉菌」（ウェルシュ菌、黄色ブドウ球菌など）
▌どちらでもなく優勢なほうに味方する「日和見菌」（大腸菌など）

この3つが陣地の取り合いをしている。それが腸内フローラである。

腸内環境を整えるには、腸内フローラをいい状態にしておくことがポイントになる。

では腸内フローラがいい状態とは、どういうことか。

それは、**善玉菌の勢力を大きくし、悪玉菌の勢力を小さくする**ことだ。そのために鍵になるのが腸内細菌のほとんどを占める日和見菌である。

先にも述べたとおり、日和見菌は勢力が大きいほうに影響を受け、加勢する。であるため、善玉菌よりも悪玉菌のほうが勢力を広げていくと、日和見菌も悪玉菌と同じような働きをし始めるのだ。

腸内環境を整えるために悪玉菌を減らしたいと思ったら、悪玉菌を減らす努力をするよりも、善玉菌を増やすことを考えたほうがいい。

なぜなら、腸内細菌の総量はほぼ一定であり、善玉菌が増えれば、悪玉菌は減るからである。オセロゲームのようなイメージをしてもらえればいいだろう。

善玉菌を増やす食生活にするほうが、てっとり早く腸内環境は整うのである。

鍵になるのは食物繊維

ここで重要なのが、食物繊維である。

食物繊維は、善玉菌のエサになり、腸内フローラでの善玉菌勢力の拡大を促してくれる。

腸内フローラとは？

フローラとは「お花畑」の意味。
同じ種類の腸内細菌がまとまって腸壁を覆っている様子を表した言葉。

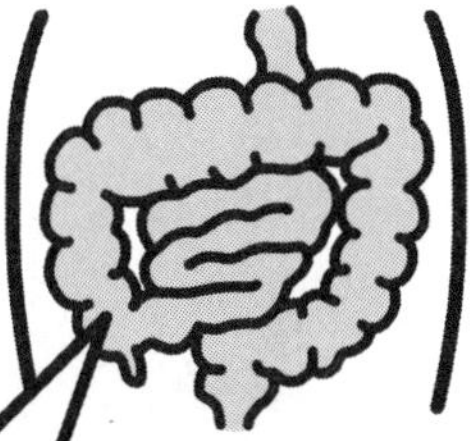

善玉菌
体にとっていい働きをする（乳酸菌、ビフィズス菌など）

日和見菌
どちらでもなく優勢なほうに味方する（大腸菌など）

悪玉菌
体にとって悪い働きをする（ウェルシュ菌、黄色ブドウ球菌など）

善玉菌が増え、悪玉菌が減ると、腸内フローラは整う

食物繊維は栄養素ではないのだが、ほかにも様々なメリットがある。

- 毒物を排出し、腸内環境を改善する
- 糖質の吸収を抑制する
- 肝臓を保護する
- 蠕動運動を促し、腸内に便がとどまる時間を調節し、便秘を解消する
- 副腎皮質の疲労を改善する
- コレステロールの排泄を促す

食物繊維を摂るために、野菜をたくさん食べればいいのだが、問題はそれほど大量の野菜は食べられない場合だ。もちろん、野菜をたくさん買ってきて毎日食べ続けられればいいのだが、それも難儀だろう。

そこで私はサプリメントの活用をお勧めしたい。サプリであれば、食事の補助として手軽に摂ることができるし、継続することも難しくないからだ。

現代人は食物繊維がたりない

そもそも食物繊維がたりていないという問題がある。

新石器時代（紀元前9世紀頃）には、人間は集落を形成し、団体生活をしていた。すでに農耕も始まっており、生活様式は現代の私たちにかなり近くなっていた。

食生活で大きく異なるのはタンパク質が約2倍、食物繊維が約8倍も多かったことである。逆に言えば、それだけ現代人は食物繊維の摂取量が減ったことになる。

腸内の善玉菌は食物繊維をエネルギー源にしているため、その量が減ると当然活性が下がり、腸の具合が悪くなる。

また、食物繊維には血糖値を安定化させる作用もある。食事の最初に食物繊維を食べておくと、血糖値の上昇が緩やかになる。

自律神経を整えるためにも、食物繊維を先に食べておく食事が重要になる。

食物繊維の減少は単純に野菜不足とも言えるが、より大きな問題は穀物の精製である。

新石器時代には米のもみ殻や麦のふすまを取り除く程度で食べていたはずなので、きちんと繊維量が確保できた。ところが、現代人は真っ白に精製するため、もともとの繊維分がなくなってしまう。

穀物の精製が当たり前になったのは、戦後になってからである。

データを見ても、1950年代から急激に食物繊維の摂取量が減っている。逆に、ぜんそく、アレルギー、抑うつ症状などが激増している。その因果関係は立証されていないが、少なくともそういう事実があることは認識しておいたほうがいいだろう。

セロトニンが腸の吸収を抑制する

第1章で述べたとおり、体にストレスがかかったときに分泌されるセロトニンは、95％が腸でつくられている。セロトニンは体が戦闘状態に入ると、よけいな毒素を体に入れないよう、腸の動きを活発にして吸収を抑える。そして、下痢を引き起こし、食べたものをできるだけ早く体の外に排泄させようとするのだ。

セロトニンが出すぎて下痢になると、その痛みや不快感、不安感がストレスとなって脳にさらなる悪影響を与える。

また、セロトニンの材料となるのは5‐ヒドロキシトリプトファン（5‐HTP）という物質で、それが脳に直接入ると、さらにセロトニン過剰になる。過敏性腸症候群は主にセロトニン過剰によって起きることから、ラモセトロン塩酸塩（製品名イリボー）という薬によって、セロトニンの分泌を抑制する治療が行われる。

過敏性腸症候群の原因はセロトニンだけではないが、この薬でピタッと下痢が治まる場合、下痢と脳へのストレスの悪循環があったと言えるだろう。

このように、セロトニンはやっかいではあるのだが、本来は防御反応を担うため、非常に重要な物質である。ポイントはほかの物質とのバランスを取ることだ。

特に重要なのはGABAである。GABAは抑制系の神経伝達物質で、体の暴走を抑えてゆったりさせてくれる作用をもっている。

近年、腸内細菌がGABAをつくっていることがわかってきた。腸内細菌のバランスを整え、腸の動きを穏やかにして、必要な要素を吸収させる働きをしている。

子どもの腸内フローラは母親の膣からできる

最後に余談ではあるが、これから生まれる子どものためには、お母さんの腸内環境や膣環境を整えておくほうがいい。

腸内フローラは、生まれたときからでき始めるのだが、赤ちゃんが母胎にいるときは無菌状態のため、まだ腸内細菌はいない。つまり、腸内フローラがない状態だ。

しかし、誕生時に産道を通るとき、母親の膣をなめて生まれてくる。そこで赤ちゃんは初めて菌に暴露され、腸内フローラができ始めるのである。

しかも赤ちゃんは胃酸の分泌が非常に弱いため、飲み込んだ菌はすべて腸に入っていく。

したがって、**母親の膣にいる菌のバランスが、子どもの腸内フローラに大きく関係してくる**のである。

子どもの腸を守るには、母親の適切な状態の膣が不可欠というわけだ。

油を変えると、腸のトラブルが減る

魚の油が炎症を抑える

自律神経失調症で腸のトラブルがあると、いろいろな組織に軽い炎症が起きることはすでに述べたとおりだ。その炎症を抑えることによって、イライラなど精神的なストレスの軽減につなげることができる。

そこで大事なのが油の摂り方になってくる。

なぜなら、**質のよい油は、腸の炎症を抑えてくれる**ことがわかっているからだ。

油は大別すると、室温では固形になりやすい「飽和脂肪酸」と、室温では液体である「不飽和脂肪酸」に分けられる。飽和脂肪酸を多く含むものは、バター、ラード、ココナッツオイルなどである。常温で固形であるがマーガリンやショートニングは人工的に固形にしたものであり、後述するトランス脂肪酸も多くなるためできるだけ避けたい脂である。

室温で液体である不飽和脂肪酸には、主に次の3種類がある。

■オメガ9……オリーブオイル、なたね油などのオレイン酸の多い油
■オメガ6……サラダ油、コーン油、紅花油などのリノール酸の多い油
■オメガ3……背の青い魚の油、エゴマ油、亜麻仁油などのDHA・EPAやαリノレン酸の多い油

ここで注目したいのは、必須脂肪酸とされるオメガ6とオメガ3である。

必須脂肪酸とは、体の中で合成することができないため、食材から摂取しないと様々な影響が出る脂肪酸のことだ。

ただオメガ6のリノール酸は、サラダ油などに含まれ人の体にとって必要十分な量を毎日摂取していることが知られている。最近ではオメガ6の脂肪酸の過剰摂取が問題にされており不足する心配はない。一方オメガ3の脂肪酸は摂取量が少ないことが問題になっている。

腸に限らず、体の炎症を抑えるために最も効果的な油は、オメガ3系である。オメガ3の必須脂肪酸は、様々なメリットがある。炎症抑制作用はもちろん、血栓抑制作用、血管

拡張作用、アレルギー抑制作用などである。つまり、腸の炎症を抑えたり、血流改善をしたり、コレステロール値の低下までしてくれる。

サラダ油やコーン油などに多く含まれているオメガ6系（リノール酸）は、必須脂肪酸ではあるのだが、オメガ3系とは逆に、炎症促進作用がある。

したがって、自律神経が乱れている人、整えたい人は、オメガ6の油の使用は極力避けたほうがよいだろう。

ただし、大事なのは油のバランスである。摂取量がゼロでなくてはいけないものではないので、「サラダ油は絶対使わない」などと、敏感になりすぎる必要もない。意識的に青魚（サバ、サンマ、ブリなど）でオメガ3の油を摂るようにするといいだろう。

では家庭でよく使うバターはどうだろう。

バターは短鎖脂肪酸、飽和脂肪酸という物質が多く、炎症にたいして促進も抑制もしないが、ケトン体を増やす作用が強い。腸にもいいためお勧めしたい。

肉の脂肪もバターと同じ飽和脂肪酸が多く含まれる脂だ。以前、私のクリニックを訪れた患者さんの中に、双方とも室温で固まっているため、体内でも溶けずに固まり、血液がドロドロになるのではないか、と心配する方がいた。

しかし、これは大きな誤解だ。

肉やバターの油は吸収されるときに水に溶けやすいよう、タンパク質にくるまれて血液の中に入る。その後、ほぼ数時間で全身の組織に吸収されてエネルギー源となる。心配する必要はまったくないので、病気がちな人や、体力が落ちている人はどんどん食べてもらいたい。

生のまま使用する植物性の油としては、最近流行っている**エゴマ油（αリノレン酸）や亜麻仁油も魚の油と成分が近いオメガ3系の脂肪酸でお勧め**である。

加熱する場合には、オメガ3系の脂肪酸は向かないためオメガ9系のオリーブオイル（オレイン酸）が一番てっとり早い。

山間部で暮らしていた人は、どうやってオメガ3を摂っていたか？

ところで、沿岸部に住む日本人は、昔から魚がオメガ3系の油の供給源となってきたが、山間部ではそれが難しい。そこで、よく食べられてきたのがクルミである。ナッツ類には油が豊富に含まれているが、じつはオメガ3系の油を摂ることができるのはクルミだけだ。

クルミは世界中の山間部に自生しており、いろいろな郷土料理に使用される。日本でも東北地方でクルミはよく食べられている。おそらく、クルミに含まれる油は健康にいいと、昔からわかっていたのではないだろうか。クルミはおやつとしても最適なので、ぜひお勧めしたい。

今までは自律神経失調症と言われると、心療内科や精神科から出された薬を飲み、しばらく仕事を休んだりストレスを避ける工夫をすることぐらいしか対処法がなかった。

しかし、ここまでお話ししてきたとおり、じつは糖質を控え食べる順番を工夫し、血糖値を安定させることや、腸内フローラを整え腸の粘膜を丈夫にすることによって、さらに血糖値が安定し食欲のコントロールが容易になったり、イライラなどの交感神経を抑えることも可能になることをお伝えした。

ただし、これらだけでも十分とは言えない。

自律神経が正しく働くために必要な神経細胞や脳内ホルモン、腸内ホルモンなどは、栄養素が不足しているとバランスが乱れてしまうためだ。

次章から、摂るべき栄養素の話をしていきたいと思う。

正しい栄養素を摂りながら、糖質を控え、腸を整えていくことで、自律神経は整っていくのである。

第4章

正しい栄養素を摂ると不調は治る

ビタミンB群

諸悪の根源「糖化」を抑制するビタミンB6

血糖値の上昇や低下によって自律神経が乱れたり、腸内細菌のバランスが悪くなったりして、炎症を引き起こすことは述べてきた。それに加え、別の作用によっても炎症が起きることがわかってきた。

人体はタンパク質だらけで、筋肉はもちろん、血液にもヘモグロビンなどのタンパク質が含まれているほか、体で起こる反応に関係する酵素やホルモンの多くもタンパク質である。

つまり**人間はタンパク質で成り立ち、動いている**と言い換えることができる。

タンパク質は糖とひっつきやすい。ひっつくという表現が適当であるかどうかは別にして、糖はタンパク質に濃度依存で付着するのだ。

この**タンパク質に糖が付着することを糖化**と呼ぶ。糖化されたタンパク質は、本来の役割を果たせなくなってしまう。

たとえば、糖尿病の患者さんは血液中の「ヘモグロビンA1c」という項目を検査する。これはヘモグロビンというタンパク質にブドウ糖がくっついた物質で、ヘモグロビンA1cが6・5％以上になると糖尿病と診断される。

糖尿病が進んでくると、ヘモグロビンA1cが10％くらいまで上がってしまう。つまり、10％のヘモグロビンは体内に酸素を運べなくなるということだ。

ヘモグロビン量の基準値はだいたい14gなので、10％がA1cになると、12・6gしか役割を果たさない。そのため、運搬される酸素が少なくなり非常に疲れやすくなるのだ。

ヘモグロビンに限らず、タンパク質に糖質が結合するとアマドリ化合物という物質になり、それを放っておくと最終糖化産物（AGE）という物質になる。

このAGEが蓄積された状態を**「カルボニルストレス」**と言い、これによって体の炎症が起きる。

糖尿病は高い血糖値が持続しているため、カルボニルストレスは高くなる。ところが糖化は、高血糖値が短時間であっても進む反応である。つまり糖尿病と診断されなくても、食後に一時的に血糖値が上昇する食後高血糖値（血糖値スパイク）の状態では、糖化は進みカルボニルストレスは高くなる。人間ドックや健康診断では見つからない血糖値スパイクが、脳梗塞や心筋梗塞だけでなく、がんやうつ病にまで関係することがわかったのはつい最近のことだ。

解明されつつある精神疾患の原因

また、カルボニルストレスは統合失調症のようなメンタル系の疾患にも関与している。統合失調症の診断基準は、幻覚、妄想などが一定期間続くことだ。そもそも精神疾患のほとんどは、症状をベースに精神科医が診断している。内科の糖尿病や高血圧のように明確な検査結果の数値による診断ではなく、がんのように画像や組織検査で診断されるものでもない。

そのためいろいろな原因であったとしても、幻覚や妄想を訴えると区別なしに統合失調症とされてしまい、やる気が起きないとか楽しくないと訴えると異なる原因であってもうつ病にされてしまう。

精神科の病気の診断は、非常にあいまいで、同じ症状を訴えても精神科によって診断も処方される薬も大きく違うことが、以前のテレビ番組でも指摘されていた。

統合失調症の診断基準になる幻聴とは、「生きている価値がないから死ね」などの恐ろしい言葉が現実のように聞こえることであり、妄想とは電磁波によって監視されているというような認識をしてしまうことだ。

統合失調症で効果がある薬剤を服用してもなかなか症状の改善が乏しく、入院すると長期間の療養が必要になってしまう患者の中に、カルボニルストレスが原因である可能性が報告された。その報告では、従来の診断基準で統合失調症と診断される4分の1程度は、カルボニルストレスが原因ではないかと書かれている。

ビタミンB群が体の糖化と酸化を防ぐ

ビタミンB群は水溶性であり、補酵素という役割がほとんどであるため微量で十分と思われてきた。しかし、最近の研究では糖化を防ぎカルボニルストレスに対抗し、さらに脂質を酸化させない働き（抗酸化作用）があることがわかり、ビタミンB群に詳しい立場からすると、かなり驚きの事実だ。

体が酸化すると、ストレスになって自律神経が乱れる。そこにビタミンB群がたりなくなると、神経伝達物質がつくりにくくなり、さらに自律神経のバランスが悪くなる。したがって、ビタミンB群を摂ろうというのがここまでの話だ。

しかし、ビタミンB群そのものに糖化や酸化を防ぐ作用があるとしたら、ビタミンB群の不足によって糖化が促進しAGEがつくられ酸化ストレスを招き、さらにビタミンB群の不足による抗酸化力の低下と相まって諸悪の根源をつくることになる。

これまで原因不明と考えられていた多くの不調にビタミンB群の不足が関係している可能性がある。 しかしビタミンBは目、肩、腰の痛みに効く程度と思われ、一般的にこの事実はまだあまり知られていない。

すでにナイアシン（ビタミンB3）の重要性はくり返し述べたが、ビタミンB群、すなわちビタミンB1、B2、ナイアシン、B6、葉酸（B9）、B12はお互いに協力しながら作用している。

そのため、単体でもそれぞれに効果はあるが、補充する際には全部一度に摂ったほうが合理的である。**特に腸内細菌のバランスが崩れると、ビタミンB群が急速に減ってくる。**ミックスされたサプリもあるので、使用するのもひとつの方法である。

ビタミンC

ビタミンCは一度に摂らず、何回も細かく分けて摂ると効く

ストレスへの反応は大きく、内分泌系と神経系に分けられる。その両方に使われるのが、ストレスに対抗する臓器である副腎である。

ストレスがかかると、脳下垂体からＡＣＴＨというホルモンが分泌され、それを介して副腎皮質からコルチゾールを出し、ストレスに対抗する。これが内分泌系だ。

一方、自律神経の働きにより副腎髄質を介してアドレナリンが分泌され、ストレスに対抗するのが神経系である。

厳密に言うと、自律神経の役割はこちらだけなのだが、ホルモンの調節にも自律神経が関わっているため、両方とも自律神経の反応と考えても間違いではない。ともあれ、ストレスがかかるとこの2つの反応で対抗するわけだが、そのときに重要なのがビタミンＣである。

ビタミンCは、副腎皮質と副腎髄質を保護する役割があるからだ。

また、ビタミンCは多様な組織に含まれている。多いのは副腎、自律神経のホルモン調節をする下垂体、脳などだ。また、目の中にある水晶体にも多く、ビタミンCがたりないと白内障になる恐れがある。

ビタミンCは水溶性のビタミンなので、効果を上げるためには摂り方に工夫が必要だ。**大切なのは、1回に多く摂るのではなく、何回も細かく摂ることだ。** 1回に多く摂ると、それだけ血中濃度が上がるメリットはあるが、尿になって排出される量も増えてしまう。吸収できる量を、しょっちゅう摂るのが一番効率的である。

しかし、ビタミンCを吸収できる量は非常に個人差が大きい。1g摂るだけですぐにガスが出たり、お腹が張ったりする人もいる。それは吸収できないサインであり、お腹の調子によっては2gでも大丈夫なときもある。

だいたいの目安としては、200～500㎎のサプリを2時間ごとに服用すればいいだろう。レモンなど食材からこの量を摂るのはまず不可能である。

ストレスを減らして副腎を守る

近年は副腎疲労という概念が注目されている。慢性的なストレスがかかることで副腎が疲れ、抵抗力が弱まることである。

副腎からコルチゾールがうまく出てこなくなると、低血糖値になったり、アレルギー症状の抑止が難しくなったりする。また、アドレナリンが出なくなれば、やる気の低下や、うつ症状が現れる。

ただし、副腎疲労の初期にはストレスに対抗するため、コルチゾールもアドレナリンも若干多めに分泌される。そのため妙に体調がよく、あまり睡眠をとらなくても、仕事がバンバンできたりする。

ところが、1年ぐらいそのような状態が続くと、もはや副腎疲労で抵抗ができなくなり多様な症状が現れる。このようなプロセスでうつ病を発症するケースが多いため、十分に注意したい。副腎のケアは、やはりストレスを減らすしかない。それはつまり、自律神経を整えて、副腎に負担をかけないということである。

ビタミンD

ビタミンD不足が冬季うつの一因!?

第3章でも少し触れたとおり、ビタミンDを摂っていくことで、腸粘膜の結合を強くし、リーキーガット症候群を予防することができる。

他方、近年はビタミンDと脳との関係が指摘されるようになっている。

代表的なのは、季節性感情障害。たとえば、冬になるとうつ病のような症状が出る人がおり、一般的には「ウインターブルー」「冬季うつ」などと言われている。

これは日照時間が短くなると起こりやすく、特に20代から30代の女性に多い。当然だが、赤道から緯度が30度以内の熱帯地方に冬季うつになる人はおらず、逆に北欧などに患者さんが多い。

原因としては、日照時間が短くなることで、セロトニンやメラトニンなどのバランスが悪くなることが考えられてきた。しかし、最近は**大きな原因のひとつとしてビタミンD**

の欠乏が挙げられている。

ビタミンDは、皮膚が太陽の紫外線を浴びることでつくられる。当然、冬になるとその作用が低下し、ビタミンDが少なくなってしまう。まだ仮説ではあるが、それが冬季うつに関与していると考えられるようになってきた。

私の患者さんにも秋口からうつ病のような症状が出る人がいるため、ビタミンDを服用してもらっている。それにより、冬のビタミンD低下を防ぐわけだ。

赤道直下で、一日中ほとんど裸で生活している人から採血し、ビタミンDの濃度を測った研究によると、50ng／mℓもあった。日本人は10～30ng／mℓ程度が一般的である。

皮膚の色は北に行くほど白くなるが、これはビタミンDをつくる必要があるからだ。紫外線は皮膚の色が濃いと、体内にあまり到達しない。まして北の地方に住むことで紫外線を浴びる量が減ると、ビタミンDがつくれない。そこで、赤道付近は黒色人種、中緯度は黄色人種、高緯度は白色人種が多いと考えられている。

ビタミンDが風邪、インフルエンザを防ぐ

以前、アメリカでは黒人に結核になる人が多かった。結核は免疫力が下がらなければ発

症しないため、黒人の生活レベルの低さが原因と考えられていた。

しかし、白人と変わらない生活をしている黒人にも多い上、重症化しやすかった。つまり、それだけ免疫力が低かったわけである。

そこで、ビタミンDの濃度を測ってみたところ、白人に比べて黒人は非常に低い値だった。緯度が同じ地域で生活すると、黒人は紫外線を吸収しにくいため、ビタミンDが不足してしまうのである。これによりビタミンDと免疫の関係が注目されるようになった。

２０００年を過ぎると、うつ病、自閉症、パーキンソン病、アレルギー疾患との関係性も注目され始め、ビタミンDの重要性はさらに上がっている。

たとえば、**冬になると風邪を引きやすいが、これにもビタミンD不足が関与している。**春から夏にかけてビタミンDは濃度が上がるが、冬には下がってしまうからだ。

実際、数百人を対象にした実験がある。プラシーボ（偽薬）とビタミンDを飲んだ人を比べてみると、プラシーボを飲んだ人はやはり冬に風邪を引きやすかった。

一方、ビタミンDを飲んだ人も風邪は引くものの、冬に引きやすいという季節性変動がなくなった。そこで、その翌年には高容量のビタミンDを飲んでもらったところ、風邪を引く人がほとんどいなくなったという結果が出ている。

また、小学生に同じような実験をしたところ、**ビタミンDを飲んでいた子どもは、インフルエンザにかからなかった**という報告もある。

つまり、冬に風邪を引きやすいのは寒さや乾燥だけが原因ではない。冬の環境がウイルスの増殖を促すことはたしかだが、夏にもウイルスはいる。それに対抗できるのは紫外線によってビタミンDがつくられ、免疫力が高まっているためである。

したがって、冬に体調不良を起こさないためには、夏にしっかり紫外線を浴びておく必要がある。ところが、特に女性は日焼け止めを塗ったり、日傘を差したりと、いろいろな方法で紫外線を避ける。そのため、常態的にビタミンD欠乏なのだ。

私のクリニックでは、ビタミンDの血中濃度を測定して必要な場合にはサプリメントを使って最適な濃度を維持するようにしている。冬のインフルエンザ予防を目的にビタミンDを飲んでいると、その多くの患者さんは翌年の花粉症が軽くなる。今では自分も含めて、花粉症にたいする栄養療法ではビタミンDはなくてはならない栄養素だ。

魚は内臓こそしっかり食べなさい

特に最近、妊婦のビタミンD欠乏は深刻で、赤ちゃんもビタミンD欠乏の状態で生まれてくる。そのため、骨格の異常をきたす「くる病」がまた増えている。

くる病は昔、日照時間の短い東北地方や、栄養状態の悪い子どもに多かった疾患である。現代になって増えたのは、やはり母親のビタミンD欠乏、さらには日よけのついたベビーカーなどが普及し、赤ちゃんもビタミンDをつくれなくなっているためと思われる。

子どもの花粉症が増えたのも、ビタミンD欠乏がひとつの原因である。実際、きちんと摂らせると、劇的に改善することが多い。

ビタミンDを豊富に含むのは、魚の内臓である。たとえば、おやつに煮干しやしらすを食べるとよい。あるいは、ししゃも、秋にはサンマを内臓ごと食べる。魚の内臓にはオメガ3系の油であるＥＰＡなども豊富なため、非常に効果的である。

サプリは原材料による効果がまちまちだ。私が使用しているビタミンDの原材料はタラの肝油のため高い効果がある。もちろん、ＥＰＡなども豊富に含まれている。

一方、安いサプリの原材料にはなんと羊毛が使われている。ウール素材にはできないような羊毛を洗浄し、紫外線を当てるとビタミンDが増える。それを抽出してサプリにするのである。もちろん、衛生管理がなされているので品質には問題がないが、やはり**魚の内臓から抽出したビタミンDに比較すると効果はどうしても低い**ようだ。

ビタミンDが抗菌ペプチドをつくる

冬になると、アトピー性皮膚炎が増悪《ぞうあく》するという人も多い。

ビタミンDには抗菌ペプチド（小さなタンパク質）をつくる作用がある。冬になってビタミンDが減ると、抗菌ペプチドも減って体の抵抗性が弱まるため、風邪を引きやすくなる。アトピー性皮膚炎では、以前から冬場に症状が増悪することが知られていた。このこともビタミンDの不足と関連があることがわかった。今までは冬場の乾燥がアトピー症状の増悪と考えられていたが、ビタミンDに注目するようになり新たな事実が判明したのだ。

モンゴルの首都ウランバートルにおいて、冬になると皮膚から抗菌ペプチドが減ることを発見した研究者がいる。

冬のウランバートルは、日本と同様に日照時間が短くなる。すると、皮膚にあるβ-ディフェンシンという抗菌ペプチドが減り、皮膚の悪玉菌が増える。そのため、炎症が起きてアトピー性皮膚炎が増悪しやすくなる。

また、風邪は上咽頭《じょういんとう》（鼻と喉の間）から引くことが多い。つまり、口の中にウイルスや細菌がくっついて風邪になるわけだ。そのため、人体は上咽頭にそれらが入るとすぐに抗菌ペプチドを出して死滅させ、内部に入り込まなくしている。

上咽頭に関係する疾患に蓄膿症があるが、蓄膿症の患者さんは口の中のブドウ糖濃度が高い。その理由を調査したところ、甘みの刺激は抗菌ペプチドをつくる作用を抑制するため、非常に感染を起こしやすいことがわかった。蓄膿症に限らず、甘みの刺激を口の中から除去することが大切である。

逆に、ビタミンDが抗菌ペプチドをつくる引き金となるのは、苦みの刺激だ。したがって、食後に緑茶やコーヒーを飲んで上咽頭を潤すのは、風邪の予防にとても効果的と言えよう。

鉄

人体は常に鉄欠乏の状態にある

次にミネラルも見ていこう。鉄は最も重要な栄養素のひとつであるため、少し多めに紙面をさいて説明していく。

鉄は特殊なミネラルである。鉄以外のミネラルは腎臓によって体外に排出され、過剰にならないように調節されている。一方、**鉄にはそのような排出経路がそもそもない**。人体はいつも鉄欠乏の状態にあるため、入ってきたら出さないようにしているためである。

中学校の理科を思い出してほしい。原子は電荷を帯びたイオンになることがあり、その性質はプラスの酸かマイナスの塩基に分けられる、と習ったはずだ。

地球が誕生したときには空気中の酸素の量が低かったため、鉄は2プラス（2価）の性質だった。しかし、植物が生えるなどして酸素の量が増えると、酸化が進んで3プラス（3価）の性質になってしまった。

生物としては2価の鉄のほうが利用しやすく、3価になると酸化されてサビのような状態になるため体内に摂り入れにくい。

たとえば、**一般的に鉄を多く含んでいると思われているホウレンソウ、ヒジキなどはすべて3価の鉄で、非常に吸収しにくい。**

そのため、鉄欠乏という問題が起こりやすくなり、体に入ってきたら排出しない仕組みが整えられた。

それでも、人類が狩猟生活をしていた頃は、肉をよく食べたのでそれなりに鉄が摂れた。ところが、農耕生活になって穀物の摂取が一般的になると、人体は常に鉄欠乏のような状態になっていった。

実際、1997年のWHOの報告では**全世界で20億人が比較的顕著な鉄欠乏状態**であると、報告が上がっている。

また、海外の著名な栄養学の教科書『ヒューマンニュートリション』にも、鉄欠乏が非常に深刻な問題であることが記されている。

WHOでは妊娠したら鉄を飲むこと、子どもに鉄を摂らせることなどを提言しているため、欧米ではパンやパスタなど日常的に食べるものに鉄を追加するなどの取り組みをしている国もある。

一方、ただでさえ肉を食べる量が少ない日本では、そのような意識がない。おそらく、鉄欠乏は国民病と言えるくらい深刻な状態にあると言えるだろう。

筋肉や体温の維持に不可欠な鉄

鉄の重要な働きのひとつは、ヘモグロビンというタンパク質をつくる材料となることだ。また、ヘモグロビンの一番大切な役割は酸素をくっつけることである。

肺から吸収された酸素はヘモグロビンにくっついて初めて全身に運ばれ、エネルギーの材料になる。そのため、鉄がたりないと酸素の運搬力が下がってしまい、疲れやすくなったり、息切れしやすくなったりする。

また、非常に重要なミオグロビンというタンパク質にも鉄が含まれている。ミオグロビンは筋肉に入っている力の源なので、貧血気味の人はペットボトルの蓋を開けるのも難しくなり、知らずしらずのうちに階段の手すりに頼るようなことになる。

鉄を含む酵素は熱を生む役割を担っているため、鉄が減ると体温が下がり、手足の冷えなども発生する。

近年、体温を上げる重要性が言われるようになり、中には湯たんぽやカイロなどを使用する人もいる。しかし、**体温を上げるには熱を生む酵素を働かせること、すなわち鉄を十分に摂ることが何よりも重要**だ。

現在はまだその認識が甘く、ヘモグロビンが正常値であれば、鉄の投与は必要ないと判断されることが多い。

鉄がないとホルモンもつくられない

鉄がたりなくなると、動悸、めまい、肩こり、頭痛などの症状が現れる。あるいは、あざ、歯茎の出血、抜け毛などである。

特徴的なのは、氷を好んで食べるようになることだ。しかも口で溶かすのではなく、バリバリと噛み砕く傾向が見られる。どうも硬いものが食べたくなるらしく、せんべいを食べる人も多い。ひどい場合になると、砂を食べる人もいる。

精神症状も出やすくなり、注意力の低下、イライラ、食欲不振、抑うつ感などが現れる。これにはニューロンという脳神経細胞が関与している。

ニューロンは血液から直接栄養をもらえない。血液脳関門という関所を通り、安全な物質だけが中枢神経に入っていく。その関所の門番をしているのが、アストロサイトという細胞で、ここが鉄の受け渡しを担っている。

アルツハイマー病の脳では、鉄がたまって黒く変化している様子が見られるため、鉄は脳に悪いのではないかなどと言われることがある。しかし、鉄がたまる組織はこのアストロサイトで、ここからニューロンへの鉄の受け渡しができなくなるため、問題が起きるのである。

ニューロンはとても鉄をほしがるのだが、アストロサイトに鉄がたまってしまうと完全な鉄欠乏に陥る。それを改善することが、アルツハイマー病の治療では非常に重要になる。また、ドーパミン、ノルアドレナリン、セロトニン、メラトニンなどの神経伝達物質は、鉄がないとできない。結果的に、満足感や幸福感などの喪失、集中力の欠如、うつ病、睡眠障害などが現れる。

鉄がたりないだけで、これだけの自律神経症状が出てしまうのである。

原理的に女性は鉄欠乏になりやすい

男女ともに生後1年くらいは成長期のため、鉄の量がたりない。そこで母体からたくさん鉄を奪い取り、体にため込んで生まれてくる。したがって、鉄欠乏の母親から生まれた赤ちゃんは鉄欠乏のリスクが高まり、健康上のトラブルが起こりやすい。

また、**女性は月経が始まることで、13歳から18歳くらいまでは、どれだけ理想的な食事を摂っても、鉄の量が絶対的に不足する。**

まして、この時期にダイエットをしたり、運動をしても十分な肉を食べなかったりすると、そのまま鉄欠乏の状態を引きずることになる。

月経による出血は平均60㎖と言われており、そこに含まれる鉄の量はだいたい30㎎である。月経の基本的な周期を30日とすれば、1日1㎎鉄が失われているわけだ。

しかも、鉄は便、尿、汗によって毎日1㎎が体外に排出される。1日の食事に入っている鉄の吸収も通常では1㎎なので、女性は男性の倍くらい肉を食べなければ鉄が減っていくことになる。

一方、激しい運動などをしない男性であれば、鉄の量はイーブンに保たれている。そのため、男性で鉄が不足することは考えにくく、たりない場合は体のどこかからの出血などが疑われる。たとえば、痔、胃炎、がんなどである。医師にこの認識がないと、重大な疾患を見逃してしまいかねない。

鉄の貯蔵量を表すフェリチン

一般的な貧血の診断では、赤血球、ヘモグロビン、ヘマトクリットという3つの項目を検査し、何かがたりなければ貧血と診断される。

しかし、**最も重要なのは、鉄の貯蔵量を表すフェリチンの値を見ること**である。

貯蔵している鉄＝フェリチンが減ってくると、ヘモグロビンに影響はないものの、組織や酵素などに入っている鉄が減る。組織の鉄が減るとコラーゲンが硬くなるため、腱のトラブルが起きやすくなる。

たとえば、女性の患者Bさんから足の裏が痛いという訴えがあった。足の裏には腱がたくさんあり、鉄がたりないと痛みが出やすい。産後の女性が腱鞘炎になりやすいのもそのためであろう。

Bさんの血液検査を見ると、赤血球、ヘモグロビン、ヘマトクリットはいずれも正常値だった。しかし、フェリチンの値を見るとかなり低く、明らかな鉄欠乏と診断された。

そこで鉄のサプリを多めに投与したところ、赤血球、ヘモグロビン、ヘマトクリットに変化はなかったが、フェリチンは半年後に約2倍に、9カ月後には約4倍に増加。足の症状は完全になくなった。

女性はヘモグロビンが11・4g以上あれば、貧血ではないと診断される。しかし、実際にはBさんのような場合が多いため、私はヘモグロビンが基準値を満たしている患者さんにも鉄を処方している。その結果、多くの症状が改善されることを経験している。

鉄は基準値そのものの信用に欠ける

健康診断や人間ドックの検査値で、「基準値」と言われるのは母集団の95%が入る範囲を表している。ということは、その母集団の中に栄養的な問題がある人が含まれていると、基準値を参考に栄養不足を評価することができないということだ。

女性の鉄不足はまさしくこれにあたる。日本人女性は、アメリカ人女性の4分の1から7分の1程度しか肉を食べていない。にもかかわらず、鉄欠乏や貧血などと言われないのは、**そもそも母集団の中に鉄不足の人が多いため、基準値内であったとしても鉄不足が見逃されてしまっているのだ。**

また、フェリチンが貯蔵鉄を反映することは、医師になるときにもちろん学ぶのだが、なかなか検査することがない。検査したとしても、やはり基準値が極めて不正確なので、正しく評価しにくい。

たとえば、主要な検査会社4社で女性の基準値を見ると、A社4〜64・2、B社5〜157、C社3・6〜114、D社5〜120といった具合だ。これでは、正常な値はどの程度なのかまったくわからない。

注目したいのは、A社の上限値が64・2であることだ。これは検査に協力している従業員が若く月経があるため、そもそもフェリチンの量が少ないためである。

一方、他社は閉経後の女性なども含まれているため、上限値が高くなる。かように検査の基準値というものは、決して栄養的に正常であることを示すものではないのだ。

人体には、だいたい1000mg程度の貯蔵鉄が必要であり、それに相当するフェリチンの量は120ぐらいである。フェリチンが120あれば十分な鉄があると判断できるわけだが、それだけの量をもっている女性はまずいない。

逆に言うと、女性が120のフェリチンをもっていたら、生理不順などか炎症性でフェリチンが上昇しているかを疑う必要がある。実際、ちゃんと生理がきているかを尋ねると、「止まっている」と答える女性は少なくない。

鉄の充足・不足は安易に判断しない

私がオーソモレキュラーを学び始めた1998年に自分のフェリチンを調べてみると、77だった。これは男性としては値が低い。実際、私はかなり運動していたし、アトピー性皮膚炎などの症状も出ていた。

そこで、ヘム鉄のサプリを1日4カプセルほど摂ってみたところ、順調にフェリチンが上がり、240を超えたあたりから上昇が緩やかになって280で止まった。

すると、1カプセルでも便が黒くなるようになった。つまり、私の体は鉄をもう十分に吸収しており、サプリで補うほどではなくなったということだ。事実、朝すっきり起きられるなど、体調は非常に改善した。

しかし、一般的な病院で処方される鉄剤を飲むと、ほぼ全員が1錠で便が真っ黒になる。そのため、鉄はたりているような錯覚に陥るが、それは吸収されなかった・されにくい鉄が排出されていると考えたほうがよい。きちんとフェリチンの値を見てもらい、たりなければ鉄を適量摂らなければならない。

どうしても鉄の摂取が嫌ならば、ステーキを毎日食べるくらいの気持ちが必要だ。なお、鉄は加熱とはあまり関係がないので、焼き方は自分の好みでよいが、継続するのは至難の業である。やはり、サプリを併用するのが合理的だろう。

鉄分は口から摂って小腸を通過させなさい

食べ物やサプリで鉄分を摂る限り、余分になれば吸収せずに排出されるため、過剰な状態になる恐れはない。ただし、鉄の静脈注射や輸血は過剰になりやすいので、注意しなければならない。

栄養を吸収する小腸は広げるとテニスコート1面分ほどにもなり、絨毛という粘膜から栄養を摂り込んでいる。その粘膜の細胞には鉄が多く含まれており、鉄が過剰になりそうなときにはその粘膜ごと剥いで、便とともに捨ててしまう。そのため、腸から鉄が入ってくる分には、過剰になることはないのである。

ところが、注射で鉄を体内に入れるとその調節機構を無視することになるため、過剰になりやすいのである。鉄過剰になると、ヘモクロマトーシスといって肝臓などに鉄が付着し、肝機能の悪化を招いたりする。

サプリを摂取する目安としては、便が黒くならない程度と考えればよい。サプリを使わない場合でも、ホウレンソウなどを食べて便が黒くなったら、吸収されていないと考えるべきである。動物性のタンパク質から鉄を摂るようにしたい。

鉄を摂るならホウレンソウよりも肉や魚を食べなさい

鉄は吸収されにくいため、摂り方に注意する必要がある。

先にも述べたが、腸内の悪玉菌やカンジダは鉄が大好きで、鉄が入ってくると増殖してお腹の調子を悪くする。一般的な鉄剤は多量に飲んでも数%しか吸収されないため、ただ悪玉菌を喜ばすことだけになりかねない。

そこで重要なのは、ヘム鉄を摂ることである。レバー、赤身肉、マグロの赤身など動物性のタンパク質に含まれているのがヘム鉄だ。一方、ホウレンソウ、ヒジキ、プルーンなどに含まれる植物性の鉄が非ヘム鉄である。

ヘム鉄は吸収がいいが、非ヘム鉄は非常に吸収されにくく、腸に流れてしまう。たとえば、**ホウレンソウの鉄分が吸収されるのはたった1％である。一方、豚レバーに含まれるヘム鉄はその13倍も吸収される。**

ヘム鉄が吸収されやすいのは、専用の経路があるからである。

カルシウム、マグネシウムなどのミネラルは小腸の粘膜から体内に入るとき、トランスポーターという輸送体から運ばれる。ところが、鉄は鉄だけが通るトランスポーターがあり、しかもヘム鉄に限定されている。ほかのミネラルはみんなでバスに乗るが、ヘム鉄だけは専用のタクシーを使うような感じだ。

人体はそれほどヘム鉄を吸収したがっており、入ってきたら逃さない仕組みになっている。そのため、動物性のタンパク質からヘム鉄を摂れば、腸内の悪玉菌に奪われることなく吸収される。

なお、錠剤やサプリとしてのヘム鉄は、豚の血液などからつくられる。そのため、最初にヘム鉄を製品化したのは伊藤ハムの関連会社（現ＩＬＳ）である。ハムの製造過程で豚の血液を有効活用する目的でつくられるようになった。

ヘム鉄の錠剤やサプリは材料費がかかるため、意外に価格が高くなる。ヘム鉄含有と書かれていても、鉄の量が多かったり、値段が安いときには非ヘム鉄が含まれていたりすることが多いので注意も必要だ。

ラクトフェリンで余分な鉄を吸着すると腸が整う

吸収しきれない鉄が腸に流れて悪玉菌にとられる恐れがある場合、一緒にラクトフェリンを摂ることをお勧めしたい。ラクトフェリンは母乳（特に初乳）に多く含まれるタンパク質で、鉄を強力に吸着する作用がある。

なぜ母乳に多いか。赤ちゃんは子宮にいるうちは無菌状態だが、出産時には膣をなめてしまう。すると、大腸菌などの悪玉菌を飲み込み、胃酸もまだ出ていないため、そのまま腸に入っていく。また、膣にも善玉菌がいるため、それも腸に入る。

その状態でラクトフェリンを含む母乳を飲むと、悪玉菌に鉄を渡さないため、その増殖を抑えられる。一方、善玉菌は鉄をあまり必要としないため、善玉菌だけが増えるという好循環が生まれるのである。

そのため、**母乳で育つ赤ちゃんの便は、善玉菌が多いため酸っぱい匂いがして臭くない。しかし、人工ミルクにはラクトフェリンが少ないため、悪玉菌や日和見菌が増えて、普通の便臭がする。**人体の生育は、極めて精巧にプログラミングされているのである。

母乳は非常に重要で、生後2カ月くらいにアトピー性皮膚炎と診断された乳児を治すには、母親に鉄、亜鉛、ビタミンBなどのサプリをどんどん飲んでもらって体質改善を図る。
結果的に理想的な母乳になり、乳児の肌は1カ月ほどでツルツルになる。

大人にしても、腸の状態を改善し、その効果として自律神経を整えるには、ラクトフェリンを摂るとよい。

ラクトフェリンはタンパク質なので胃酸で分解されやすいため単独で飲むときには胃酸が少ない**空腹時がお勧め**だ。ところが鉄の吸収を上げることを目的にする場合には、食後や鉄のサプリメントと一緒に飲むのが効果を上げる。

ちなみに、ある会社が自社でつくったラクトフェリンのサプリメントを社員に飲ませてみたところ、一様にダイエット効果が見られたためダイエットサプリとして売り出した。これは次のようなプロセスが働いたからである。

ラクトフェリンによって悪玉菌が弱くなると、善玉菌が勢力を強める。すると、腸粘膜の状態が改善され、炎症をつくるサイトカインが腸に入りにくくなる。

サイトカインが入らなければ、脂肪細胞の炎症が治まり、筋肉の活動が活発になる。また、肝臓の機能も高まって糖質の代謝がよくなり、脂肪合成が減ってやせるのである。

さらに最近では、肥満を誘発する腸内細菌も見つかった。これらの細菌も鉄をほしがる悪玉菌に分類されるものなので、ラクトフェリンによってその活性が低下したと考えられるのだ。

脂質

■脂質の中心にすべきはオメガ3系

第3章でも触れたが、脂質も重要なファクターである。

脂質は体内で燃やされ、エネルギー源となる役割を担っている。また、細胞膜をつくるのも脂質の重要な機能である。

細胞膜からリン脂質分子という部分を取り出すと、まっすぐな足と、くの字に曲がった足を備えている。まっすぐな足が肉のラードのような飽和脂肪酸、くの字の足が植物油に多い不飽和脂肪酸である。

細胞膜はこのリン脂質によって主に構成されるのだが、くの字の足にはオメガ6系のリノール酸から出るアラキドン酸か、オメガ3系の魚油に多く含まれるEPA（エイコサペンタエン酸）やDHA（ドコサヘキサエン酸）などのどちらかがくっつく。そのため、通常ではオメガ6系が多いのでほとんどの日本人は細胞膜のリン脂質にはアラキドン酸を多く含んでいる。

リノール酸の摂取をできるだけ減らし、オメガ3系のα-リノレン酸や魚油を多く摂ることをかなり意識して、やっと昔の魚を多く食べていた日本人の細胞膜になるのだ。

問題は両者のバランスなのだが、オメガ6系はサラダ油やなたね油などいろいろな油に入っているため、無理に摂る必要はない。むしろ、いかに減らすかを考えたほうがいい。

なお、肉にもオメガ6系の油は多少含まれているが、ほとんどは飽和脂肪酸であり、エネルギー源として非常に重要なので、肉を減らすことは考えないほうがよい。

オメガ3系はエゴマ油、亜麻仁油、魚の油などである。なぜ魚にオメガ3系のEPAが多いかというと、その大本となるα-リノレン酸は植物プランクトン（海の藻類）がつくっているからだ。

植物プランクトンは動物プランクトン（ミジンコ、オキアミなど）が食べ、動物プランクトンを小エビなどが食べる。それを小魚が食べて、大きな魚がそれを食べる。こうして大型の魚になればなるほど、EPAが増えていく。

EPAは魚がつくっているように勘違いする人がいるが、大本は植物プランクトンなのだ。青魚にEPAが多いのは、EPAを含む獲物をたくさん食べているからである。

EPAは体の炎症を抑制する

くり返しになるが、**オメガ3系の脂質は、体の炎症を抑制する**効果がある。

炎症というと、一般的には発熱、かゆみ、鼻炎などが思い浮かぶが、炎症を起こすと脳にも影響することがわかってきている。

普通の細胞は血液から直接栄養を受け取っているが、もし毒素が含まれていると脳には危険である。そこで、脳は血液脳関門という部位にあるアストロサイトが関所となり、必要な栄養だけをニューロンに送る。

そのとき、細胞膜にオメガ6系のリノール酸から変化したアラキドン酸が多いと炎症が起きやすく、血液脳関門が傷ついて悪い物質が脳に入りやすくなっている。腸の粘膜が弱くなり漏れ出すことをリーキーガットと紹介したが、脳も同様に炎症が存在することで漏れ出してしまうリーキーブレインになってしまう。慢性の炎症は腸が原因になることが多いのは、これまで何度も紹介したが、リーキーガットはリーキーブレインの可能性も考え、脳のトラブルを治すために腸を改善させることが重要なのだ。

一方、オメガ3系のＥＰＡからは、炎症を抑える物質が出る。そのため、細胞膜に

ＥＰＡがたくさん入っている人は、炎症をすぐに抑えられる。

ＥＰＡが多いと、風邪や花粉症、アトピー性皮膚炎、蕁麻疹などが出ても治りやすい。蚊に刺されてもすぐに治る。逆に、アラキドン酸が多いと、それらの症状が長引いてしまう。

また、細胞膜のＥＰＡやＤＨＡが増えてくると、炎症が治まるのと同時に血液がさらさらになる。血液が固まりにくくなり、血管にくっつかなくなるため、脳梗塞などの予防にもなる。

最近はＥＰＡやＤＨＡが、炎症を抑える薬のような物質を出していることもわかってきた。つまり、起きた炎症に作用するだけではなく、そもそも炎症を起こさないようにしているというわけだ。

痛み止めやステロイドよりもＥＰＡ

糖尿病の患者さんは炎症ぎみで、それがさらに血糖値を上げてしまうことが以前から知られている。また、うつ病の患者さんにも炎症が起きている人がとても多い。

うつ病の治療はなかなか難しいが、一般的な抗うつ剤を使用しても症状が改善しない人に対して、痛み止めを飲ませると効果的な場合がある。

それは痛み止めで炎症が治まり、血液脳関門がしっかり機能することで、有害物質が脳に入らなくなるためではないかと言われている。市販薬としては、セデスとナロンエースを使用している人が圧倒的に多い。

しかし、痛み止めにももちろん副作用があり、胃炎になったり、血液が固まりにくくなって出血しやすくなったりする。痛み止めが手放せないような人は、まずは脂質の摂り方を改善し、ＥＰＡを細胞膜に増やしたい。

また、アトピー性皮膚炎も炎症の代表だが、その治療によく使用されるのが、ステロイド系抗炎症薬だ。非常に切れ味がよく、使用するとすぐに改善する人が多い。ぜんそくでも咳がひどいときにはステロイド剤を使用することがある。

ステロイドは炎症を進める反応も、抑える反応も一度にブロックする。そのため、非常によく効くのだが、抑える物質が体から出なくなるため副作用も大きい。

花粉症などが辛いとき、ステロイドの目薬や鼻炎止めなどを使用するのであれば、やはりＥＰＡの摂取を第一に考えたほうがよい。

すぐに効果があるわけではないので、日常的に魚を食べるよう意識し、少しずつ細胞膜にEPAを増やしていくことが重要だ。

余談だが、非ステロイド系の抗炎症薬は最近進化しており、炎症を悪化させる物質だけを抑える薬が出てきている。当然、副作用も小さくなっている。

また、以前は抗アレルギー薬も促進・抑制の両方を抑えることしかできなかったため、眠気、口の渇きなどいろいろな副作用が出た。しかし、現在は悪化だけに作用する薬が出てきたため、副作用が少なくなった。そのため、パイロットなど眠気が出ては困る職種の人も服用している。

効率的なエネルギー源になる中鎖脂肪酸

脂質を材料につくられるケトン体は脳や体の重要なエネルギー源になることはお伝えした。ココナッツオイルなどに含まれる中鎖脂肪酸は、吸収されると効率よくケトン体に変換される。一般的な食材に含まれる脂質は長鎖脂肪酸という。「長鎖」とは炭素を結ぶ鎖の数を示し、12個以上の長い鎖をもつ脂質と考えればいい。リノール酸、EPA、肉の油などはすべて長鎖脂肪酸である。

中鎖脂肪酸は炭素数が6から12個で中くらいの長さ、短鎖脂肪酸は4個以下で短い脂質でバターなどに多く含まれる。

小腸の粘膜は、炭素の数によって脂質の吸収を判断しており、長鎖脂肪酸はほかの栄養素と異なりリンパ管に吸収され、肝臓をバイパスして全身を巡ることになる。そして短時間で全身の組織や臓器にエネルギー源として長鎖脂肪酸を受け渡すのである。

一方、**中鎖脂肪酸は直接肝臓に運ばれてケトン体となり、極めて安全で利用しやすい形で全身へ供給される。**脳はケトン体濃度が高いときケトン体を優先してエネルギー源として利用することが知られるようになった。ケトン体濃度が高い状態は危険であると医学生時代に教えられたが、まさにパラダイムシフトである。

また、エネルギーを産生する役割を担うミトコンドリアは、栄養分となる脂質がほしい。しかし、長鎖脂肪酸はいくつかの過程を経て、やっと細胞内のミトコンドリアに入れる。一方、中鎖脂肪酸は直接入れるため、非常に効率がいい。

なお、長鎖脂肪酸をミトコンドリアに入れるときに重要なのはカルニチンという物質で、脂質をミトコンドリアに入れるトラックと言われている。

カルニチンが減ってくると、脂質をうまく使えなくなるため疲れやすくなり太りやすくなる。カルニチンをつくる過程で重要なのはビタミンCと鉄なので、双方を十分に摂取しなければならない。

このような意味でも、カルニチンがなくても使用できる中鎖脂肪酸＝ケトン体を摂ることの重要性がわかると思う。

また、ケトン体の中に含まれるβ‐ヒドロキシ酪酸という物質は、がん、パーキンソン病、アルツハイマー病、老化などに効果があることが以前から知られていた。

2013年、そのメカニズムとして、体の酸化ストレスを除去する効果があることが、世界的に最も権威ある科学雑誌のひとつである『サイエンス』に発表された。

つまり、**ケトン体そのものが自律神経の悪循環を生む酸化を抑制することがわかってきた**のである。

てんかんにも効果のあるケトン食

一般的に脳は糖質がないと働かないと思われている。しかし、それは完全な誤りで、糖質を減らすことで頭の回転が悪くなるのは脳のエネルギー源を糖質に依存しているだけのことだ。

特に自律神経が乱れている人はその傾向が高い。そういう人が急に糖質制限をすると、頭がボーッとしたり、体調も悪くなったりする。つまり、糖質制限そのものが悪いのではなく、少しずつ段階を踏むことが重要なのである。

最近は糖質制限食の延長としてある、ケトジェニックダイエット（ケトン食）をしている人も増えた。90％程度のエネルギー源を脂質から摂ろうという考え方である。

ケトン体は興奮を抑えるだけでなく、心を落ち着かせるGABAも増やす。最近、GABAを含んだチョコレートなどが発売されているようだが、それがどの程度まで脳に届くかはわからない。ケトン体を増やしたほうが、はるかに効果的である。

ケトン食は現在、てんかんの治療にも応用されている。てんかんは脳神経細胞が異常に興奮し、ひきつけや失神を起こす疾患だが、断食をすると症状が落ち着く。長くその理由は不明だったが、2010年代に入ってメカニズムが解明されてきた。

絶食の時間が長くなると、エネルギー源のブドウ糖はすぐに消費される。逆に、脂肪から変化するケトン体の量がどんどん上がってくる。あるいは、中鎖脂肪酸を摂るとケトン体が増える。

そのケトン体が脳に入ると、グルタミン酸があまり出なくなる。てんかんはグルタミン酸が過剰に出て脳神経細胞が興奮する疾患なので、断食やケトン食は症状の改善に役立つのである。

なお、短鎖脂肪酸であるバターをエネルギー源として使用するのもひとつの方法だ。

中鎖脂肪酸が豊富なココナッツを摂りなさい

ケトン体を増やす方法は大きく2つある。辛いのは絶食。辛くないのは糖質制限+ココナッツオイルである。

ココナッツオイルには中鎖脂肪酸がたくさん入っており、糖質の変動に関係なく脳や体を動かすエネルギーになりやすい。つまり、自律神経を安定させやすい油と言える。

また、ココナッツオイルに含まれるカプリル酸は、雑菌をマイルドに殺してくれる。母乳にもカプリル酸が多く含まれており、赤ちゃんは母乳を飲むことで雑菌や腸のカンジダを柔らかく静菌しているのだ。

また、ココナッツオイルにはラウリン酸という抗ウイルス作用がある物質も含まれている。冬にココナッツオイルを溶かしてうがいをすると、かなり有効である。

なお、**ココナッツオイルが摂りにくい人には、ココナッツバターをお勧めしたい。**私も以前はココナッツオイルを摂っていたが、香りや脂っぽさで摂取しにくくなっていた。その点、ココナッツバターは、食べやすいのが特徴である。

原材料はもちろんココナッツだけで、果肉の白い部分からつくられる。繊維分がとても多いため、腹持ちがいい。

一見バターのようなのでバターと言っているが、実際にはココナッツオイルを多く含んだ塊だ。そのためカロリーは高いが、すぐに燃焼してしまうので特に気にする必要はない。私は小腹が空いてきたら、スプーンで2杯くらいココナッツバターをなめるようにしている。摂取して数分後にはケトン体になって脳に入るため、ココナッツバターをうまく使用してケトン体で脳を動かせば、血糖値が下がってもまったく大丈夫になる。

ココナッツバターにオメガ3系の脂質が摂れるクルミをつぶして乗せれば、最強の栄養食となる。

カルシウム、マグネシウム、亜鉛

意識的に摂りたい3つのミネラル

そのほか、意識的に摂りたい3つのミネラルがある。それが、

- カルシウム
- マグネシウム
- 亜鉛

である。

昔から「イライラするのはカルシウムがたりていないからだ」などと言われるとおり、**カルシウムは人体の調節機能の出発点であり、「天然の精神安定剤」**と言われる。

たとえば、細胞がホルモンなどをつくるとき、必要となるのがカルシウムだ。カルシウ

ムが大量に細胞に入ることで、セロトニン、GABAといった物質が分泌され作用するようになるのだ。

カルシウムが細胞の中へ急激に流入するために、細胞の内外でカルシウムの濃度には大きな差がある。細胞の外には細胞内の1万倍の濃度でカルシウムが存在している。カルシウムがたりなくなれば濃度差が低くなるし、多すぎると細胞の機能が落ちてしまう。

その調節を担っているのがマグネシウムだ。したがって、カルシウムとマグネシウムは常に一緒に摂る必要がある。

その割合として、以前はカルシウム：マグネシウム＝2：1が黄金比率と言われていたが、近年はマグネシウムが少ないことのほうが問題だという認識に変化している。1：1にするか、マグネシウムだけという見解も出てきた。いずれにせよ、双方を意識的に摂る必要があるのは間違いない。

ところで、亜鉛もストレスで消費しやすいミネラルである。特に男性は、亜鉛の補充を意識したい。ストレスがかかって糖質やアルコールを摂取すると、亜鉛は非常に減りやすい。

糖質を摂るとインスリンが分泌されるが、インスリンには亜鉛が多く含まれているためである。亜鉛が減ってくると、インスリンの調節がうまくいかなくなり、血糖値が変動しやすくなる。また、アルコールの代謝にも亜鉛が大量に使用される。

カルシウムは桜エビ、しらす干し、いわしの丸干しなどに多く含まれている。**マグネシウムもしらす干し、いわしの丸干しに多いほか、なまこ、昆布、海苔、納豆**などにも豊富だ。魚介類や海藻類を食べれば、双方を効率よく摂れるだろう。

亜鉛が豊富な食材はカキ、ホヤなどの貝類。あるいは、豚肉、牛肉にも多いので、積極的に食事に取り入れてほしい。

第5章

自律神経を整える10の習慣

「心の不調を改善する食事」の4つのポイント

糖質量を見る

おさらいになるが、自律神経を整え、心の不調を改善する食事として意識すべきは、次の4つである。

①血糖値の急上昇を起こさないようにする
②同じ種類のタンパク質が連日になることを避ける
③腸を整えるような食材を選ぶ
④脂質のバランスを考える

まずは①から解説しよう。
食材に糖質が含まれているか含まれていないかを考えてほしい。

そのときに大切なのは、甘いか甘くないかではなく、糖質の量で見ることだ。

たとえば、白米は若干の甘みがあるだけだが、茶碗1杯（150g）に含まれる糖質量は約55g。これは角砂糖で約14個分に相当する。角砂糖にはブドウ糖に加え、果糖（フルクトース）という糖質が含まれているため一概に同じに扱うことはできないが、白米の糖質量が多いことは間違いない。

現在はインターネットで「食品　糖質」などと検索すれば、糖質量が簡単にわかる。あるいは、食品表示を見ると含まれる素材がわかるので、「炭水化物」の量を見てほしい。それがだいたいの糖質量にあたる。

ただし、食物繊維が多い食品は「糖質＋食物繊維」が炭水化物の量になるので要注意だ。食物繊維は必ずしも表示しなくてもいいためである。

たとえば、私が摂っているココナッツバターは2つを分けて表示しており、100gあたりの食物繊維が14・7g、糖質が2・9gである。しかし、一般的な食品表示だと「炭水化物17・6g」と記されることが多い。食物繊維が多く、糖質が少なければ非常に理想的なので、双方の割合を調べてみるといいだろう。

なお、**糖質の多さという点では、果物が盲点**となる。特に日本の果物は非常に甘くておいしい。リンゴ1個にも、約30 gの糖質が含まれている。食後のデザートに、旬の果実を少しだけ食べる程度にとどめたい。

どうしても甘さが口にほしいならば、先に紹介したココナッツバターを小さじ1杯程度なめるだけでいい。必要最低限の甘みが得られ、良質な油も摂れるので一石二鳥だ。また、もともと糖質が少ないチョコレートでもいいだろう。苦味の多いビター系のチョコレートをひとかけら口で溶かすとよい。

同じタンパク質は3日以上続けて摂らない

続いて②。タンパク質によるアレルギーを防ぐには、**同じタンパク質が3日以上続かないようにする**ことだ。

注意が必要なのは牛乳やチーズ、ヨーグルトなどの乳タンパク。牛乳を飲まない日を設けても、その日にヨーグルトやチーズを食べてしまうと、結局乳タンパクが入ってしまう。そこで、**牛乳、チーズ、ヨーグルトなどの乳タンパクを一切摂らない日を週2、3日は設ける**といいだろう。

大豆製品も同様である。豆腐を食べない日に、納豆を食べては意味がない。あるいは、

豆乳飲料なども もちろん大豆製品である。食品が違っても、「同じタンパク源」という考え方をしてほしい。

毎日食べていても大豆は意外にアレルギー反応が出ないのだが、特殊なアレルギー検査をすると、出ている人にはしっかり出ている。

もうひとつが卵。卵を含む製品はとても多いため、厳密に摂取を控えるのは難しくても、卵料理を毎日食べるのは控えたい。

肉は重要なタンパク源だが、牛肉、豚肉、鶏肉と種類が違うため、3日以上同じ肉を食べることはほとんどないはずだ。**女性で貧血気味の人は、鉄の含有量が多い赤い肉を食べてほしい。**

魚もマグロ、アジ、サバなど種類が違うため、それほど気をつける必要はない。

調味料としては、何にでもマヨネーズをかける人がいるが、じつは影響が少ない。卵が含まれてはいるが、成分はほぼ脂質なので、アレルゲンになることは少ない。

特に昔からある定番のマヨネーズには糖質が含まれていないため、むしろお勧めの調味料である。逆に、低脂肪や低コレステロールのマヨネーズになると、卵を使う代わりに糖質でコクを出すため控えたほうがよい。

葉物野菜やナッツ類で食物繊維を摂る

次に③。腸を整えるためには、やはり食物繊維を摂ることが非常に重要である。腸内の善玉菌は、食物繊維を餌にすることでエネルギーをつくり活動する。腸内細菌のバランスを整える上でも、便通をよくする上でも食物繊維の摂取を意識したい。

食物繊維を摂るコツは、熱を加えることである。そのほうが量を摂れるためだ。ただし、加熱すると野菜に含まれる酵素が壊れてしまうため、繊維と酵素のどちらを優先するかで調理法を調整するとよい。

なお、ここでいう野菜とは葉物野菜のことである。ジャガイモ、ニンジン、ゴボウ、タマネギなどの根菜類はそれなりに糖質が含まれるため、野菜には入れていない。葉物野菜であれば、白菜でもキャベツでも種類は特に関係ない。

どうしても糖質を摂らないと腹持ちがしないのであれば、食事の最後にカボチャやふかしたサツマイモなどを摂るといいだろう。そこにバターやココナッツオイルなどを乗せてもいい。

食物繊維は、ナッツ類にも含まれている。特にクルミやアーモンドのように外皮に覆われているナッツは繊維量が多い。また、脂分も豊富である。クルミは１００ｇあたり約４ｇ、アーモンドは約９ｇの糖質も含まれてはいるが、血糖値の上昇がとても緩やかで、自律神経にはあまり影響を及ぼさない。

ピーナッツも１００ｇあたり約４ｇの糖質量である。食物繊維を摂る意味では、できれば皮付きのピーナッツをそのまま食べるとよい。

■オメガ3系の油は加熱せずに食べる

最後に④。脂質については先に詳しく述べたとおり、オメガ3系かオメガ6系かに注意する。**トランス脂肪酸を含むマーガリンは極力控える**こと。

近年はファットスプレッドという商品も見かけるが、これは油脂が80％以上であればマーガリン、80％以下ならばファットスプレッドという分類をしているにすぎない。トランス脂肪酸を含んでいることには違いないので、やはり控えるべきである。

ケーキ、クッキーなどの洋菓子に使用されるショートニングもトランス脂肪酸を含む脂質の代表だ。最近は食品表示に「ショートニング」とあまり記さなくなったが、「植物性油脂」としてショートニングを使用している場合がある。

酸化した油もよくないため、できあいの揚げ物は避けたほうがいい。ただし、きちんと毎日油を替えている総菜店などであれば、できたてを食べる分には問題ない。家庭でも、揚げ物はなるべく新しい油でつくるようにしたい。

なお、**気をつけたいのは、オメガ3系の油は熱に弱いこと**である。加熱する料理に使っては意味がないので、エゴマ油、亜麻仁油などはドレッシングなどとして生のまま使ってほしい。

飲料ほど気をつける

■砂糖無添加の野菜ジュースでも避けるべき

野菜や果物など本来噛んで食べるべき食材は、そのまま食べることも大切である。

たとえば、野菜ジュース200㎖を一気に飲むと、10gの糖質を液体という吸収のいい形で摂取してしまう。液体にして吸収をよくすれば体によさそうだが、それは完全な誤解である。

市販されている野菜ジュースは、飲みやすくするために甘い果汁などが含まれている。食品表示を見ると**「砂糖無添加」などと書いてあるが、糖質を摂っていることには変わりがない。**どうしても野菜ジュースが飲みたいならば家庭でしぼり、果汁を加えないものをすぐに飲むことだ。

果汁100%ジュースやヨーグルト飲料にしても同じである。糖質を一気に吸収してしまうため、そもそも飲まないことを心がけたい。特にヨーグルト飲料は乳タンパクでもあるため、毎日続けて飲むのは避けたい。

あるいは、スポーツ飲料。こちらも砂糖無添加（ゼロカロリー）の商品が発売されているが、合成甘味料で甘さを維持している。近年になって、合成甘味料は腸内細菌のバランスを乱し、それが脂肪の合成＝肥満につながることがわかってきた。

動物実験レベルではあるが、どうせ甘さを求めるのであれば、きちんと血糖値が上がって満足感もある砂糖を摂ったほうがよほどよい。

比較的影響が少ない甘味料はエリスリトール。これは天然の糖アルコールの一種であり、合成甘味料とは異なる。具体的には、ラカントSなどの商品がある。

カフェイン飲料もできる限り避ける

飲み物に含まれるものとして、糖質のほかにカフェインがある。カフェインは交感神経を活性化するため、元気になり、頭がさえたような感覚になる。

そのため、コーヒー、紅茶、緑茶などをどうしても飲んでしまうのだが、やはり自律神経を乱す原因となる。カフェインを含む飲み物なしではいられない人は、それだけ自律神経が乱れている証拠である。

自律神経を整える意味ではカフェインの摂取は可能な限り控えるべきだが、**どうしても飲みたいのであれば、必ず熱い状態で飲むこと**だ。

熱くすれば1杯に10分程度はかけてゆっくり飲む。逆にアイスコーヒーなどは短時間で飲むため、急激にカフェインを摂取することになる。これが自律神経の乱れを助長してしまう。

最近はエナジードリンクを飲む人も増えているが、カフェイン、糖質などが大量に含まれているため、絶対に避けたほうがよい。

なお、水かお湯かはあまり気にしなくてもよい。漢方的には体を冷やすのは健康によくないため、冷たい水は控えたほうがよいとされている。水分は本来、水で摂るべきで、寒い季節なら温めたお湯にするのが適当と考える。

食べる回数は何回でもかまわない

食べる回数を気にする人も多いが、それもじつは糖質を摂っているから出てくる議論である。**一般的に朝、昼、晩3回食べたほうがいいと言われるのは、たりなくなってきた糖質を補充するサイクルとしてちょうどいいという話にすぎない。**

たとえば、2回だとこんな問題が起きる。

朝食をしっかり食べて糖質を摂ると、一度血糖値が上がる。それが下がってきても昼食を抜いて糖質を摂らないでいると、血糖値を上げるホルモンが分泌される。ちょうどその頃に夕食を食べると、さらに血糖値が上がってしまう。

こういう不具合を避けるには、3回食べたほうが無難なわけだ。

しかし、そもそも糖質で脳や体を動かさない、つまりケトン体で動かす食事をしていれば、回数は1日1回でもかまわない。2日に3回でもいいし、2日に1回でもいい。

つまり、必要なカロリーとタンパク質さえ補われていれば、回数にこだわる必要はないわけだ。

糖質を摂らずに血糖値が安定すると、空腹感がとても穏やかになる。ケトン体でエネルギー源をまかなっている人をケトジェニックと言うが、そういう人は急にお腹が空くといった飢餓感がない。

逆に、糖質に依存している人たちは、食べないことへの恐怖感が非常に強く、小まめに食べずにはいられない。

糖質中心の食事から解放されると、夕方になっても眠くならず、夕食も穏やかに食べられる。やはり、可能な限り糖質を抜くほうがいいのだ。

食事は1日全体のバランスを考える

糖質を抜くことでかえって体調が悪くなる人は、少量の糖質を含んだ頻繁な食事にしたほうがいいだろう。そうして徐々に糖質を減らしていくとよい。

3食の食べ方の一例としては、**朝食では腸を刺激するように繊維分の多いもの**を食べる。**昼食は自律神経が乱れやすい時間帯の前なので、なるべく糖質の少ないもの**にしてみる。それでかえって午後に不調が出る人は、もう少し糖質量を増やす。**夕食は朝までの絶食時間が長くなるため、ケトン体をつくりやすい脂質を多く摂るか、就寝前にココナッツオイル**を摂ってもいいだろう。

自律神経を整えるには、このように1日全体をどう分けるかで考えることが望ましい。食べる量については、糖質量にさえ気をつけていればあまり神経質になる必要はない。自律神経が乱れている人は5、6回に分けて食べ、整ってきたら3、4回にしていく。忙しいときなどに1食抜いてもあまり影響が出ないようになれば、自律神経はだいぶ安定してきたと言えるだろう。

なお、自律神経の乱れがある場合、やせ型の人はあまり体重を減らさないようにしたい。一方、太り気味の人は1日の量を定め、自律神経による症状が出ないように配分する。それを続けると、かなりのダイエット効果も期待できる。

居酒屋やコンビニをうまく活用する

ダメな食事の代表は、ファストフードである。ハンバーガーには肉が含まれているが、炭水化物であるパンで挟んである上、フライドポテトや飲み物も清涼飲料水が多く脂質や糖質から考えてもよいものではない。

しかも、ファストフードでは早食いの傾向があるため、一気に血糖値が上がる。よく噛むことは、消化酵素を出して吸収しやすくする意味でも、とても重要である。

また、ラーメンだけ、うどんだけといった単品物もよくない。もちろん、ラーメンにチャーハンやうどんといなり寿司といった組み合わせは最悪である。

他方、肉であれば、お腹いっぱい食べてもかまわない。トンカツなどの揚げ物もダイエットが目的でない場合にはOKだ。私もよくトンカツ屋に行くが、トンカツだけを食べてご飯は食べない。栄養バランスの偏りには注意する必要があるが、肉は毎日食べたほうがよい。

夕食に最適なのは、じつは居酒屋だ。肉、魚、野菜の選択肢が豊富で、非常に自律神経を整える食事がしやすい。酒ばかり飲んでいては意味がないが、バランスよく食べる意味では、居酒屋を活用してもいい。

外食は塩分を摂りすぎるとよく言われるが、高血圧などにさえ気をつけていれば、そこまで塩分は気にしなくてもよい。

コンビニにも、自律神経を乱さない食べ物が多くある。クルミやアーモンドのほか、イカと塩しか使っていないスルメなど、おつまみ類もいいだろう。レジ周辺にある串焼き、フランクフルトなどもタンパク質を摂るには適している。

ゆで卵は1個売りだし、豆腐なども一人用の小さなパックがある。冷蔵庫に買い置きしておくとどうしても食べてしまうので、その都度コンビニで買うといい。

糖質制限はまず半分を目指す

糖質制限のやり方はいろいろで、厳密な人は1日の糖質量を60g以下くらいに抑えている。白米1杯が55gなので、これを実行するのはかなりたいへんだ。

厚生労働省は糖質による摂取カロリー比を60%程度に保つよう推奨しているが、これは国として米を食べさせたい意図もある。糖質量では270〜280gになり、1日に白米5杯くらいである。

自分が糖質に依存しているかをたしかめるには、昼食を抜いてみることだ。それによって午後の体調がよくなれば自律神経が乱れている証拠。

逆に、悪くなればもはや糖質に依存していると考えていい。何の変化もなければ、適量の糖質と言えるだろう。

糖質制限を行う場合、現在摂っている糖質量には個人差があるので具体的な数字の指定は難しいのだが、まずは半分にしてみることだ。

アメリカの糖尿病学会も130g以下を糖質制限としているため、厚生労働省が推奨する糖質量の約半分と言える。

なお、糖質制限で有名な山田悟医師は、1食20〜40gの糖質量を勧めている。これも1日の上限は120gなので、不可能ではないだろう。

そしてくり返しになるが、糖質を食べても食べなくても体調に支障がない状態をつくることが究極的な目標であり、それが本来の人の体に備わっている代謝なのだ。

糖質制限を行って、パフォーマンスが安定している、急な空腹がこない、眠さ・ダルさがなくなる、仕事の能率が落ちない、などが感じられればその効果と見ていい。

また、**自律神経の乱れはじつは就寝中に多い。**歯ぎしり、体のこわばり、中途覚醒、悪夢などがそれにあたる。糖質制限で自律神経が安定してくれれば、睡眠の改善によって目覚めがよくなるはずだ。

サプリは含有量よりも品質で選ぶ

タンパク質（肉や魚）をしっかり摂りながら糖質量を半分に減らすと、お腹が張り、ガスが臭くなるという人もいる。それはタンパク質を分解する消化酵素がうまく出ていないためである。

そういうときに、ぜひサプリを活用してほしい。

ひとつには**消化酵素のサプリ**。タンパク質の量を減らさずに消化をよくする。あるいは、アミノ酸のサプリ。タンパク質を構成するのがアミノ酸なので、肉を減らしてサプリで補えばいい。

また、食材からはまかないきれていないと思われるビタミンB群と、女性は鉄を十分に補う必要があるのはすでに述べたとおりである。

ただし、鉄のサプリを飲んでお腹の調子が悪くなったら、腸内の悪玉菌が鉄を横取りしている恐れがあるため要注意である。不調が出ない上限の量に調整してほしい。

サプリの品質については判断が難しく、アメリカなどの海外産を警戒する人もいるが、日本の製品よりもかえって安全な場合もある。

もっとも、安いビタミンDは羊毛から抽出する話をしたように、安い製品にはそれなりの理由がある。たとえば、一番安いカルシウムは、原材料に「ドロマイト」とあるが、これはカルシウムを含んだ土のことだ。

ドロマイトよりも上になると、貝殻、卵の殻、サンゴなどで、これくらいならばそこそこの品質になる。その上が魚の骨、さらに上が牛の骨だ。牛の骨は体への吸収に優れているのだが、近年は狂牛病の影響で怖がる人も多いため、私は魚の骨のカルシウムを使用している。

成分の含有量も多ければいいというものではない。海外の通販サイトを見ると、ビタミンB群のサプリとして「B100」という商品がたくさんある。

これは1カプセルにビタミンB群を100mgずつ入れたもので、1日に400〜800mgを摂取するように指示書きされている。これはかなりの量になるが、効く人には効き、効かない人には効かない。

私が使用しているビタミンB群のサプリは1カプセル25mgである。100mgの4分の1だが、これでも通常量よりは多く効果も高い。

というのも、**ビタミンB群が十分に効果を上げるには核酸成分が入っていることが重要だ。**ビタミンB群そのものは非常に安価なのだが、核酸の原材料はサケの白子なのでその分だけ高価格になる。成分含有量の多さが価格に比例するわけではないのだ。

また、ビタミンB群、ビタミンC、ビタミンDなど、複数のビタミンを組み合わせた「マルチビタミン」、鉄などを含む「マルチミネラル」といった商品も多いが、これはそれぞれの含有量がまったくたりない。

ビタミンとミネラル双方を摂ってほしいが、何でもかんでも買っていると飲むカプセル量が増えすぎ、料金も高くつくため、とりあえずビタミンB群と鉄だけにしてみてもいいだろう。

なお、サプリは食べながら摂ると一番吸収率がいい。服薬中の人はどうしても薬と一緒に食後に飲むケースが多いが、できれば食事中に摂ってほしい。

散歩や軽い運動で筋肉量を増やす

血糖値の上昇を抑えるには、食べた直後に歩くことだ。できるだけ早いほうがいいので、箸を置いたらすぐに最低20分間は歩く。これにより血糖値の上昇が緩やかになり、自律神経の乱れを防ぎ、満腹感も得られる。

特に主婦（主夫）は、歩くことをかねて昼食の直後に夕食の買い物に行ってほしい。一番自律神経が乱れやすい夕方に買い物に行くと、冷えた店内や人混みにさらされることで、自律神経に多大な影響が出る。

そのほかとしては、**筋肉量を増やす**こと。筋肉量が増えてくると、血糖値が下がったときのバックアップ体制がどんどん整ってくるため、自律神経に依存しない血糖値の安定感が出てくる。

ただし、タンパク質を増やして体調が良くなってきたのを実感してからでいい。私の患者さんには、3〜6カ月のデータを見て、タンパク質の代謝が改善してから運動を勧めている。

運動といっても、散歩や軽い筋トレ程度でまずは十分だ。激しい運動は、かえってよくない。最初は普通のスピードで歩き、慣れてきたら早歩きくらいにしてみる。

体調が改善してきたら、筋肉量の増加も考えて坂道や階段などが入っているコースに変更する。駅の階段なども、エスカレーターは使用しないようにする。このように少しずつ負荷をかけていけばいい。

就寝前には副交感神経を優位にする

夕食後2時間程度は空けて寝るように言われるが、これは就寝中に脂肪がつくのを防ぐためである。

自律神経を整えるにはまったく逆で、夕食から就寝までに2時間空くようであれば、寝る前に軽く口に入れてほしい。お勧めはやはりココナッツバターだ。

睡眠をうまくとれない人に多いのは、寝る直前までパソコンやテレビを観ていて、刺激をオフにできないケースだ。副交感神経を優位にしてリラックスするには、足湯、アロマ、ストレッチなどをお勧めしたい。

もちろん、入浴も効果的で、ぬるめのお湯にゆっくりつかると筋肉を弛緩させる効果がある。もう一工夫するならば、「エプソムソルト」という入浴剤を多めに入れて、不足しがちなマグネシウムを補ってもいい。よく温まるため、女性に好評だ。

急激な刺激で交感神経の緊張をとる

現在、自律神経を整える方法として、体からのアプローチがよく言われる。

すなわち、姿勢や噛み合わせなどを整える方法で、頸椎、背骨、骨盤を整復したり、きちんと歯科治療を行ったりすることだ。実際、それらはたしかに重要であり、私もよく患者さんにストレッチなどを勧めている。

また、自律神経の過緊張がなかなか切れない場合は、そのときの体の感覚にない刺激を急激に与えるとよい。

居酒屋などで最初に渡される熱いおしぼりで顔をふくと、とても気持ちがいいと感じるはずだ。それは仕事などで張りつめていた交感神経の緊張が、スッと治まるからである。

熱いシャワーを浴びる、冷たいタオルを顔にあてる、足湯につかるなども効果がある。

あるいは、アロマの匂いをかいでもいいだろう。専用の音楽ＣＤを聴く方法もあり、これもある種の刺激を与えていると言えよう。

指先の腹でトントンと体をタッチするタッピングも非常に有効である。

東日本大震災の被災地では、緊張で眠れなくなる被災者が多数発生した。精神科医が現地に入り、睡眠薬や精神安定剤などを処方しても、なかなか改善しなかったが、タッピングで多くの人が治癒した。交感神経の緊張をとるには、薬物よりも体への刺激のほうが効果的な場合もあるわけだ。

じつは貧乏揺すりも単純な刺激をくり返す行為であり、それで交感神経の緊張を和らげている。あるいは、ずっと室内にいるのではなく、散歩に出て深呼吸したり、空を見上げたりするだけでも十分に効果がある。

おわりに

私がオーソモレキュラーに着目したのは1998年のことだ。私はもともと麻酔科医で、ペインクリニック（痛み外来）の診療所をすでに開業していた。

それがなぜオーソモレキュラーなのか。じつは妻が2人目の子どもを産んだ後、まさしく自律神経失調症で倒れてしまった。初期の症状としてはめまいや吐き気などだったが、しだいに不安感なども訴えるようになった。

妻の性格をよく理解していた私は、精神症状が現れたことにかなりの違和感があり、単純に抗不安薬などを処方してすむ話ではないと感じていた。そこで、いろいろと治療法を調べて到達したのがオーソモレキュラーである。

実際、オーソモレキュラーの効果はすばらしく、妻のめまい、動悸、不安などは劇的に改善した。一方、自身のペインクリニックを訪れる患者さんはどうかというと、治療がなかなか難しかった。開業医のペインクリニックには、大学病院などでも治癒しなかった患者さんが、駆け込み寺のようにやってくる。そういう場合、抗うつ薬、抗不安薬、筋弛緩剤などもうまく使用しながら、改善させていくしかなかった。

ところが、オーソモレキュラーの知見を活用しながら診察すると、慢性疼痛の患者さんが抱える根本的な病因が極めて鮮明になった。

一般的な血液検査は、臓器に異常がないかを調べる検査項目が設定されており、何らかの疼痛がある人もその値にはほとんど異常が見られない。そのため、なかなか原因を特定できず、ときには「精神的なもの」という診断になる。

しかし、オーソモレキュラー的にデータを解析してみると、ビタミンB、鉄、亜鉛などの栄養素が大きく欠けていることがわかる。それを栄養指導とサプリで補ってあげると、「とにかく痛くて困る」という患者さんでも、目に見えて改善する。

血流の改善薬、痛み止め、抗不安薬など薬漬けにされていた患者さんも、しだいに薬量を減らしてもらい、最終的にはドラッグフリーになって完治する。これがオーソモレキュラーのすばらしさである。

現在、全国で1500程度の施設がオーソモレキュラー療法を取り入れており、多様な分野で応用されている。しかし、まだまだ普及の道のりは遠い。より多くの医師が、その可能性に着目してくれることを願っている。

カバーデザイン：山之口正和＋沢田幸平（OKIKATA）
装丁写真：(c) SHAKTI/a.collectionRF /amanaimages
編集協力：小沼朝生
イラスト：林けいか
ＤＴＰ：野中賢（システムタンク）
プロデュース：鹿野哲平

【著者プロフィール】
溝口 徹（みぞぐち・とおる）
医療法人回生會みぞぐちクリニック院長

神奈川県生まれ。

福島県立医科大学卒業後、横浜市立大学附属病院、国立循環器病研究センターなどにて勤務。

2000年より一般診療にオーソモレキュラー栄養療法を導入。

2003年、日本初のオーソモレキュラー栄養療法専門クリニック『新宿溝口クリニック』を開設。

2021年4月、『みぞぐちクリニック』として八重洲へ移転。毎日の診療とともに、患者や医師向けの講演活動を行っている。

著書には『「うつ」は食べ物が原因だった！』『2週間で体が変わるグルテンフリー(小麦抜き)健康法』（青春出版社）、『がんになったら肉を食べなさい』（PHP研究所）など多数。

本書は2017年6月にフォレスト出版から刊行された
『この食事で自律神経は整う』を改題・再編集したものです。

心の不調の9割は食事で治る

2021年4月26日　初版発行
2024年8月14日　7刷発行

著　者　溝口　徹
発行者　太田　宏
発行所　フォレスト出版株式会社
〒162-0824 東京都新宿区揚場町2-18　白宝ビル7F
電話　03-5229-5750（営業）
03-5229-5757（編集）
URL　http://www.forestpub.co.jp

印刷・製本　中央精版印刷株式会社

ISBN978-4-86680-809-3　Printed in Japan